中老年抗病指南

提升免疫力

打造抗炎抗癌好体质

邓旭 主编

黑龙江科学技术出版社
HEILONGJIANG SCIENCE AND TECHNOLOGY PRESS

图书在版编目（ＣＩＰ）数据

提升免疫力，打造抗炎抗癌好体质：中老年抗病指
南 / 邓旭主编 . -- 哈尔滨：黑龙江科学技术出版社，
2023.6

ISBN 978-7-5719-1919-1

Ⅰ . ①提… Ⅱ . ①邓… Ⅲ . ①免疫学—中老年读物
Ⅳ . ① R392-49

中国国家版本馆 CIP 数据核字 (2023) 第 085551 号

提升免疫力，打造抗炎抗癌好体质：中老年抗病指南
TISHENG MIANYILI, DAZAO KANGYAN KANG'AI HAO TIZHI:
ZHONG-LAONIAN KANGBING ZHINAN
邓旭　主编

出　　版	黑龙江科学技术出版社	
出 版 人	薛方闻	
地　　址	哈尔滨市南岗区公安街 70-2 号	
邮　　编	150007	
电　　话	（0451）53642106	
网　　址	www.lkcbs.cn	

责任编辑　孙　雯

设　　计　深圳·弘艺文化 HONGYI CULTURE

印　　刷	哈尔滨市石桥印务有限公司	
发　　行	全国新华书店	
开　　本	710 mm × 1000 mm　1 / 16	
印　　张	12	
字　　数	16 万字	
版次印次	2023 年 6 月第 1 版　2023 年 6 月第 1 次	
书　　号	ISBN 978-7-5719-1919-1	
定　　价	45.00 元	

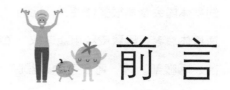

前言

古称"上寿一百二十岁，中寿百岁，下寿八十"，古人把人们的"寿"分为上、中、下三等，120岁者称为上寿，100岁者称为中寿，80岁者则称为下寿。自古以来，每个人都有长寿的愿望。那么如何才能又健康又长寿呢？

被尊为"至道之宗，奉生之始"、有着中国健康医学之美称的《黄帝内经》早就有了答案："其知道者，法于阴阳，和于术数，食饮有节，起居有常，不妄作劳，故能形与神俱，而尽终其天年，度百岁乃去。"

这就是说，要懂得并践行养生之道，遵循自然界的规律而起居生活，按照正确的保健方法进行调养锻炼，平时饮食有节制、生活有规律，劳逸适度，身心都保持最佳状态，就能够健康长寿。

这些都关乎着一个人日常生活中的健康状态，更是维持一个人免疫力的必要条件。免疫力是免疫系统进行自我保护的一种能力，也是身体抵抗病菌的能力。虽然看不见、摸不着，但它却是我们抵御外界病菌最坚实的防线，是中老年人对抗病菌"最有效的药物"。

然而，免疫力会因为日常不规律的生活、不合理的饮食、压力大、精神状态不好等而减弱。随着年龄的日益增长、身体功能的自然衰退，中老年人的免疫力也会不断降低，不仅常出现各种慢性炎症，也易发癌细胞增殖。

有句话叫"无炎症，不慢病"，一般而言，身体如果发生急性炎症，更多的是对免疫系统的有效激活，能激活白细胞功能，吞噬受损细胞，促进新细胞生成，可以说对健康能够起到一定的积极作用。但是随着年龄的增长，中老年人群的身体内会聚集很多慢性、长期的"炎性因子"，它们会损害正常细胞，还会加速身体衰老，导致皮肤粗糙过敏、免疫力低下，甚至各种大小疾病缠身，比如肺部、咽喉部、胃、肾、宫颈、盆腔、前列腺等部位器官经常发炎，以及动脉硬化、糖尿病、高血压、高血脂、肿瘤、帕金森病等中老年常见病。

谈"癌"色变，也是中老年人群中最常见的事。中老年人易发癌症，也多是因为机体抗病能力降低引起的。正常健康人体内都有一种"自然杀伤细胞（NK）"，其职责就是及时发现并专门消灭癌细胞，维持身体健康状态。但这些抗癌细胞也有弱点，比如易受不良情绪和习惯、免疫力等影响而导致杀伤力降低，从而使体内癌细胞得以增殖聚集，久而久之则引发癌症。

所以我们发现，中老年人只要平时多注意养生，坚持正确的生活习惯，保证身心健康，提升自身免疫力，不仅不易受疾病侵犯，还能防范过敏发炎，抑制癌细胞繁殖。

本书结合食疗、运动、舒压、用药等多方面调理手段，详细地告诉您如何对症抗炎、防癌、抗癌，将免疫平衡调回健康状态，重新检视生活习惯，让您少花钱、不费力，轻松提升免疫力。

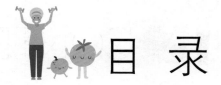# 目 录

第一章

免疫力是中老年抗病的"守护神"

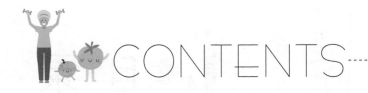

CONTENTS

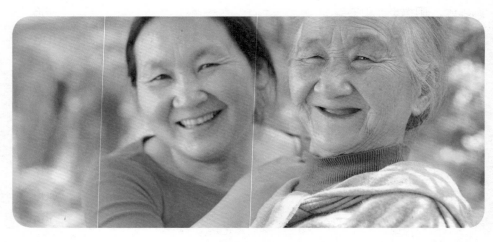

第二章
中老年抗炎抗癌全方案

CONTENTS

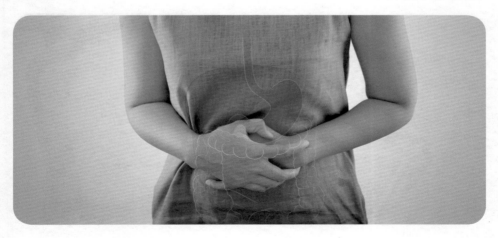

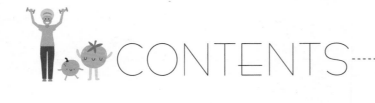

CONTENTS

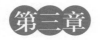第三章

不要过度医疗，中老年安全用药指南

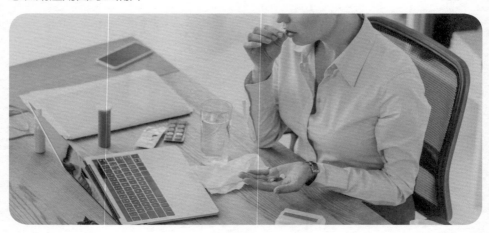

第四章

98 条中老年养生防病小知识

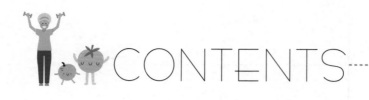

CONTENTS

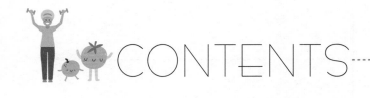

CONTENTS

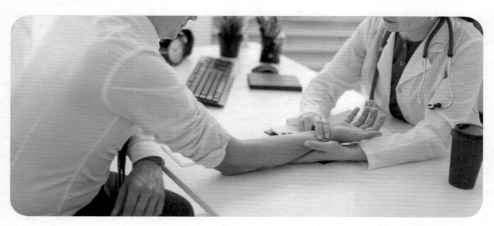

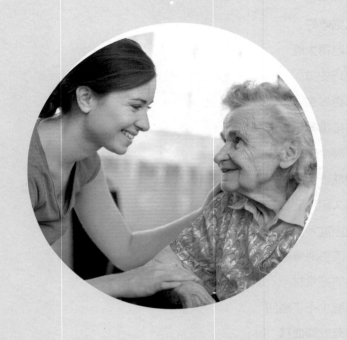

面对病毒的"无差别攻击"，

中老年抗病拼的就是自身免疫力，

免疫力就是我们的"守护神"。

日常生活中，有很多因素会影响人体免疫力的稳定。

本章就带大家了解关于免疫力的基础知识，

以及如何提高免疫力。

第一章

免疫力是中老年抗病的『守护神』

01 我们常说的"免疫力"到底是什么

想要打造不生病的好体质，并远离流感、肺炎与过敏，抗炎抗癌、增强免疫力，其实一点都不难！

生活中常说的"免疫力"到底是什么？

免疫力＝保护身体的能力。我们的免疫力越强，就越能够维持身心健康，使身体不受疾病侵犯，不仅能够抵御外敌、防范过敏发炎，还能够抑制癌细胞繁殖。

免疫力就是抵抗力

免疫力，医学上又称为抵抗力，是指机体识别和排除抗原性异物、免除传染性疾病、抵抗细菌和病毒入侵的能力，是人体的一种自我防御机制。

它存在于人体的多个器官中，在中枢神经系统的控制下，各个系统分工合作，密切配合，保证了人体生命活动的正常进行。免疫系统的主要功能就是防御外界病原微生物的侵入，从而防止各种疾病。

人体的免疫力有处理衰老、损伤、死亡、变性的自身细胞，以及识别和处理体内突变细胞和病毒感染细胞的能力。免疫力强的中老年人具有更强的抗病、抗炎、抗癌的能力。

通过有效的食疗、改善不良生活习惯、运动等多种对症养生方法，都可以快速提高身体的免疫力。

免疫力的两大分类

免疫力可分为特异性免疫和非特异性免疫两种。

非特异性免疫又称先天免疫或固有免疫，是人一生下来就具有的、正常的生理防御功能，可以对各种不同的病原微生物和异物的入侵做出相应的免疫应答。

特异性免疫又称获得性免疫或适应性免疫，是我们在后天生长发育和生活过程中逐渐获得的。一般而言，这种免疫只针对一种病原体，是人体经后天细菌或病毒感染或接种疫苗等而获得的抵抗感染的能力。

非特异性免疫和特异性免疫都是我们人类在漫长进化过程中获得的免疫能力。非特异性免疫能对各种入侵的病原微生物快速反应，同时在特异性免疫的启动和效应过程中也起着十分重要的作用。

中老年人体内的免疫因子主要包括白细胞介素、干扰素、肿瘤坏死因子、转化生长因子等。如果免疫力低下，这些免疫因子在介导体内肿瘤免疫、感染免疫、造血功能、自身免疫等方面的功能都会受到很大的影响。

02 人体免疫系统的三大功能

人体的免疫功能是在淋巴细胞、单核细胞和其他有关细胞及其产物的相互作用下完成的，主要有免疫监视、免疫应答和免疫记忆这三方面功能。

免疫监视

免疫监视相当于免疫系统的"侦查系统"，最重要的能力是识别和区分。

人体通过巨噬细胞、中性粒细胞、自然杀伤细胞以及先天性免疫细胞，识别和清除细菌、病毒、真菌等病原体，防止发生肿瘤。如果免疫监视功能低下，患恶性肿瘤的风险会大大增加。

免疫应答

免疫应答主要是由获得性免疫的特异性实现的。这个阶段主要是由淋巴细胞参与，包含了抗原识别、细胞活化和免疫杀伤三个环节。机体通过免疫应答，可以对入侵的病原体进行广泛清除，以及在获得免疫之后实施精确打击。

免疫记忆

免疫记忆就是人体在先天免疫或获得性免疫的过程中，一旦与某种异物携带的抗原发生反应后，如果再一次接触同样的抗原，就可以快速启动二次免疫，发挥更强的免疫应答，从而使病原体被彻底清除，或处于暂时的压制状态。

总而言之，免疫力是机体免疫系统进行自我保护的一种能力，是身体健康的一道防御线，也是机体抵御细菌病毒入侵最好的保护伞。免疫力过低或过高都会对机体造成危害。

免疫力强的人往往不容易生病，身体更健康，精力更充沛，即使生病了也很快就可以康复。但是如果免疫力超常，也会产生对身体有害的结果，比如对身体外部的物质反应过度造成过敏，严重的可能导致对身体内部组织细胞产生反应，从而患上自身免疫病。

免疫力低下的人，感染细菌病毒的风险更大，往往容易生病，恢复也较慢，对身体里恶变的细胞识别能力也会下降，可能导致肿瘤发生的风险增加。

03 人体的免疫系统是如何运行的

免疫系统存在于人体的多个器官，它们共同完成防御和战胜疾病的过程。

骨髓：红细胞与白细胞的制造场所

骨髓不但是造血器官，还是免疫系统中的主要成员。骨髓是人体制造红细胞与白细胞的场所，白细胞能杀灭与抑制各种病原体，包括细菌、病毒等。

胸腺：T 淋巴细胞的生产者

胸腺能产生T淋巴细胞，分泌胸腺素和激素类物质，而淋巴器官的发育和机体免疫力都必须有T淋巴细胞。胸腺是周围淋巴器官正常发育和机体免疫所必需的。

脾脏：人体的"病菌过滤器"

脾脏是机体最大的免疫器官，占全身淋巴组织总量的 25%，含有大量的淋巴细胞和巨噬细胞，是机体细胞免疫和体液免疫的中心。脾脏还是人体的"过滤器"，当血液中出现病菌、抗原异物、原虫时，脾脏中的巨噬细胞、淋巴细胞都会将其吃掉。

淋巴结：淋巴液的"净化器"

淋巴结主要分布在颌下、腋下、脏器等周围，主要功能是过滤淋巴液，产生淋巴细胞和浆细胞，参与机体的免疫反应。淋巴结肿大或疼痛常表示其属区范围内的器官有炎症或其他病变，因此可以根据淋巴结来诊断和了解某些感染性疾病的发展。

大肠：消化器官的"保护壁垒"

大肠是人体消化器官的最后堡垒，能保护黏膜和润滑粪便，使粪便易于下行，保护肠壁免受机械损伤，免遭细菌侵蚀。

扁桃体：阻挡炎症和感染

扁桃体是人体的第三道防线。扁桃体可产生淋巴细胞和抗体，具有抗细菌、抗病毒的功能。

04 中老年人免疫力降低的信号

中老年人身体免疫力低下会引起身体很多不适，轻者常常头晕耳鸣、失眠多梦、消化不良、腰酸背痛、心慌气短、体虚多病，重者会出现久咳多痰、畏寒、心烦易怒、尿频、便秘，甚至手脚麻木、肺涩哮喘、易被感染、疾病缠身、久病不愈等症状。生活中常见的症状包括以下几方面。

倦怠无力

如果中老年人常常感觉身体好像被掏空，稍微活动一下就浑身倦怠无力，老觉得没睡够，精神萎靡，去医院检查却又检查不出什么疾病，这就说明身体免疫力下降了。

食欲减退

免疫因子、免疫细胞的合成都需要蛋白质的参与，如果长期食欲低下，摄入蛋白质等营养不足，就会影响到免疫因子和免疫细胞的合成，使免疫力慢慢降低。而免疫力不足又会影响胃肠功能，从而出现便秘、食欲不振、消化不良、腹泻等胃肠道不适的症状。

身体易发炎

一般而言，身体都有自愈能力，即使中老年人的身体自愈能力减退，但身体健康的人也有一定的伤口自我恢复能力，如果不小心划伤皮肤后，体内免疫系统会迅速反应，促进凝血，白细胞聚集对抗人体外的病菌，避免出现炎症。但是免疫力比较差的人，伤口可能会愈合得比较慢，小的伤口两三天还没有结痂，并且还出现发炎、溃烂等症状。

皮肤易过敏

中老年人的免疫力降低后，有的人皮肤自我抵御细菌的能力也随之降低，变成过敏体质，皮肤经常出现湿疹、荨麻疹、发痒发红等症状，那就表明身体的免疫力严重下降了，导致过敏反应。

反复感冒

反复感冒大部分都是病毒引起的上呼吸道感染。如果免疫力强大，人体免疫系统就能够很快把这些病原体给消灭掉；如果免疫力不强，即便是很弱的病毒也有机会大量繁殖，从而引起明显的症状。

免疫力低下的中老年人对于细菌、病毒和外界病原体的抵抗能力都会降低，更容易发生感染，隔三差五就会感冒、发烧、打喷嚏、流鼻涕等，就算好了之后，只要气候或所处环境有变化，又反反复复感冒生病，有些人更是断断续续复发，不能彻底痊愈。

睡眠不好

人体的免疫力还会对大脑神经产生影响，尤其是睡眠质量。免疫力低的人，睡眠质量比较差，很容易失眠。白天身体很累，一到晚上却翻来覆去睡不着，或者睡着之后容易惊醒，很难再入睡。经常失眠又使身心得不到足够的休息，身体各组织细胞失去自我修复的机会，又会加重免疫力低下，形成恶性循环。

牙龈容易出血

如果患有口腔疾病，很容易导致牙龈出血，但如果中老年人的免疫力低下，也会常常牙龈出血。因为免疫力低下的时候，人体抵抗刺激的能力也会变弱，凝血功能也不足。一旦牙龈受到刺激，很容易诱发牙龈炎症，导致牙龈出血。

内分泌失调

内分泌系统是人体生理功能的调控者，对于女性而言尤其重要。一旦免疫力明显下降，很多女性可能会出现月经不调、情绪不稳定，从而引起糖尿病、甲亢、偏胖、偏瘦等症状。当人体免疫力低下、内分泌发生变化时，女性很容易感染病菌，引起阴道炎、盆腔炎、乳腺炎等妇科疾病。

中老年男性的内分泌失调，雄性激素分泌过多，更多会出现严重脱发。

女性更年期提前

若女性在40岁之前就出现月经量变少、月经周期突然不规律或闭经，就需警惕卵巢功能早衰。女性会出现潮热、失眠、脾气不好、性欲下降等症状，提前进入更年期，失去生育能力。

如果女性长期熬夜，睡眠不足、失眠焦虑、嗜烟嗜酒，易使身体的免疫力下降，从而导致月经不调、卵巢功能早衰等症状。

肾功能恶化

对于患有肾病的中老年人来说，免疫力下降还会直接导致身体炎症因子活跃，从而引起尿蛋白反复或加重，加剧肾功能的衰竭。

男性前列腺的功能也会开始变得低下，不仅体内开始出现炎症，而且还会出现排尿异常。

05 导致中老年免疫力降低的原因

导致中老年人免疫力降低的原因有很多，既有不可抗拒的自然衰老因素，也有很多是日常生活因素所导致的。

年龄增长

随着年龄的增长，中老年人的免疫器官与其他器官一样，各种功能均会出现不同程度的衰退，产生免疫细胞的数量也会逐渐减少，细胞功能相应降低，所以免疫力就降低了，容易发生反复感染，甚至患肿瘤等疾病。

进入老年期以后，机体的免疫系统逐渐衰老，免疫功能慢慢降低或丧失，接种疫苗的效果也变差，因此感染细菌或病毒而患病的风险大大增加，特别是患有糖尿病、慢性支气管炎等慢性疾病的老年人，容易被病原体侵犯，导致免疫力降低。

老年人的免疫力降低就像自然衰老一样，是不可避免的，但我们可以通过适当运动、合理饮食、保持平和的心态，延缓其降低的速度。

营养摄入不足

人体若想拥有强大的免疫力，就需要各种必需营养物质的足够补充。很多中老年人的肠胃功能不好，食物消化能力不足，有很多东西不能吃、不愿吃，食不知味，长期如此就会造成营养不够，也会导致免疫力低下。

抗炎能力老化

随着年纪越来越大，中老年人自身的抗炎能力也在老化。据有关研究显示，老年人体内促炎因子是年轻人的 2~4 倍，而抗炎因子却在减少。这种失衡就容易引发身体的各种炎症，导致心血管疾病、糖尿病等慢性疾病，这种慢性的炎症也会让免疫力持续降低。

缺乏运动

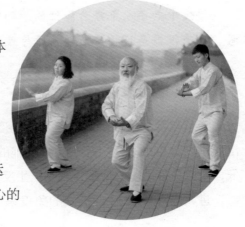

如果长期缺乏运动，也会造成机体免疫力下降，增加疾病风险，比如久坐不动的人患肠癌的风险会增加约44%。

中老年人不能因为上了年纪而不运动，久不运动者反而会加速骨骼、关节的磨损和退行性变。选择合适的运动，不仅能提高免疫力，还能保持身心的愉悦。

睡眠不足

睡眠的主要功能之一就是增强机体免疫力，睡眠免疫因子多在睡觉时形成。睡眠不足还会严重影响免疫T细胞功能，妨碍B细胞产生抗体，不仅会导致免疫功能下降，而且会增加病菌感染的风险。

如果中老年人长期出现睡眠障碍，白天易疲倦，晚上睡不着，各种机体器官功能也会降低，自然会导致免疫力降低，从而出现疲劳乏力、精神不济、情绪不佳等症状，感冒、过敏等疾病也会不期而至。

06 增强抵抗力是中老年抗病的关键

随着中老年人身体功能和免疫力的减退，特别容易患上各种疾病。通过日常保健和养生来增强免疫力，就是中老年人抗病的关键。

合理膳食，保证营养充分

饮食以清淡而富有营养为好，每天的餐食不要过于简单，要丰富一些，比如鱼类、牛奶、蛋类、豆类及豆制品、海产品、食用菌及新鲜蔬菜、水果等，以补充优质蛋白质、维生素和矿物质，增强机体免疫力。

可以多吃灵芝、木耳、香菇、银耳、竹荪、萝卜等富含多糖类的食物。

注意食补并不是短时间内大量地吃，而是要长期有规律地摄入充分营养。

肿瘤患者不能兼顾平衡的补给反而会造成营养不良，而盲目进补也会加重病情，要根据病情制定进补营养食谱，只有均衡饮食、食物多样化，营养摄入才全面。

保持充足的睡眠

上文也说过，睡眠好不好影响着一个人的免疫力。睡不好觉的人更不要熬夜，白天适当运动，睡前不妨喝些热牛奶、泡泡脚，均可促进睡眠。

脚被称为人体的第二心脏，是精气之源，而精气是人身之本，不仅能生精化血，还能补气养神。睡前如果用热水泡脚，可以促进人体血液循环，加快气血流通。

泡脚小贴士

准备一个深的木桶或专门的泡脚桶，深度最好能泡到小腿，再准备40℃左右的温水倒入盆中，每次泡 20~30分钟，直至身体微微出汗。泡脚时也可以加一些中药浴足包、花瓣、精油、艾叶、白醋等。

泡完脚后，还可以按摩一下涌泉穴、太溪穴等，可以消除疲劳，提高睡眠质量，加快足部血液微循环，促进气血运行。

适当运动

运动可以增加组织细胞的活动量，促进新陈代谢，增强体能，身体健康自然就会有抗体，可以抵抗外来病菌的侵袭。

适当的运动锻炼还可使血液中的白细胞介素增多，进而增强自然杀伤细胞的活性，消灭病毒与癌细胞。

多晒太阳让气血畅通

太阳是天地间最精华的阳气，大自然的万物生长都离不开太阳的滋养，包括我们人体的生命活动。行于人体背部的督脉总督一身之阳经，有"阳脉之海"之称，主一身之阳气，平时晒晒背部可以补充督脉的阳气，祛除体内湿寒之气，让气血更加畅通。

晒太阳也要选好时间段，避开紫外线强的时候。可选择在早晨八到十点钟晒太阳，不仅可避免晒伤晒黑，还可以活血化瘀；下午三四点的太阳也比较舒服，可以边晒太阳边拍打身体各部位，能调理五脏气血。

好心态是抗病良药

中医上讲"怒则气上，喜则气缓，悲则气消，恐则气下，惊则气乱，思则气结"，人的喜怒哀乐等情绪都会影响到气血的运行。如果天天心理压力太大，还会导致对免疫系统有抑制作用的激素成分增多，从而降低免疫功能。

所以，减少抑郁消极的情绪，营造良好的家庭与社会的交流环境，保持心情愉悦，都是提高身体免疫功能的必备条件。

俗话说："笑一笑十年少，开开心心活到老。"乐观的心态还可以使人长期处于一个最佳状态，可以帮助我们更好地维持自身免疫力，是抗病抗癌的良药。

不能乱吃药

最后就是不乱吃药，特别是抗生素。是药三分毒，常吃药会降低身体的抵抗力，乱吃的话会导致人体菌群失调和继发感染，对人的听力、肝、肾等都会产生危害，还会产生过敏和毒性反应。

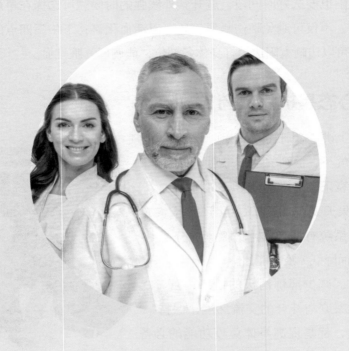

随着中老年人自身抗炎能力的衰退，
各种慢性炎症高发，有的甚至发生癌症这种"大病"。
俗话说"病从口入"，平时不良的饮食和生活习惯，
均会造成免疫力降低，日常大病小痛就会找上门来。
本章将带你全面了解各种常见炎症及癌症的相关知识，
从而有针对性地抗炎、防癌、抗癌。

第二章

中老年抗炎抗癌全方案

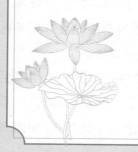

01 中老年常见炎症全方案

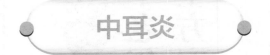

中耳炎

中耳炎是累及中耳（包括咽鼓管鼓室、鼓窦及乳突气房）全部结构或部分结构的炎症性病变，绝大多数为非特异性炎症。较为常见的有分泌性中耳炎、急性化脓性中耳炎、胆脂瘤型中耳炎和气压损伤性中耳炎。

非特异性炎症可分为非化脓性与化脓性两大类：非化脓性者包括分泌性中耳炎、气压损伤性中耳炎；化脓性者又分为急性和慢性两类。

特异性炎症较为少见，如结核性中耳炎等。鼻咽部慢性疾病、鼻窦炎、扁桃体炎等病症产生的炎性分泌物容易进入咽鼓管内，而引发中耳炎。患有贫血、糖尿病和肾炎等慢性周身疾病时，因机体抵抗力减弱，也极易引发中耳炎。肺炎、用药不当、吸烟包括吸二手烟都能导致中耳炎的发生。频繁且长时间用耳机大声听音乐也容易引起慢性中耳炎。

急性中耳炎患者普遍会感觉到不同程度的耳痛，而化脓性中耳炎患者还会出现流脓的症状。慢性化脓性中耳炎还会出现听力减弱、耳鸣及耳聋，非化脓性中耳炎除耳痛、耳鸣外，还会出现听力下降和耳内闭胀感或闭塞感。

◎ 饮食宜忌

宜吃食物：芹菜、丝瓜、茄子、荠菜、茼蒿、黄瓜、苦瓜、胡萝卜、芥菜、鲫鱼、牛奶、绿豆、番茄、西瓜、雪梨、石榴、柿子。

忌吃食物：姜、蒜、胡椒、酒、羊肉、辣椒、肥肉、海鲜、人参、肉桂、附子、鹿茸、牛鞭、冰冻食品。

◎ 抗炎食疗方

丝瓜粥

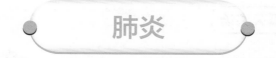

原料： 丝瓜100克，大米40克

做法：

①将丝瓜洗净，切片；大米淘洗干净，备用。

②锅内加水适量，放入大米煮粥。

③待粥八成熟时加入丝瓜片，再煮至粥熟即可。

肺炎

肺炎是由严重的胸腔感染导致肺部的肺泡发炎，在中医上被称为肺闭喘咳或肺风痰喘。而氧气需要透过肺泡壁进入血液，当两肺叶都受到感染时，对生命有潜在的威胁。

大多数肺炎是细菌引起的，极少数是由病毒感染引起的。中老年人若平日里受凉、淋雨、过度劳累、长期吸烟，都可诱发肺炎。

肺炎是最常见的致命性医源性感染，可见于任何年龄段的人群，最常见的是年龄很大和年龄很小的患者，尤其威胁老年人生命健康。肺炎通常发病急、变化快，并发症多。

肺炎患者常出现咳嗽咳痰，液体中可见血丝，还有发热、呼吸急促、吸气时胸痛等临床表现，有的还会出现精神极度兴奋或混乱的症状。少数有恶心、呕吐、腹胀、腹泻等胃肠道症状，病情严重时可出现神志模糊、烦躁、嗜睡、昏迷等。肺炎有很多并发症，比如胸膜会红肿发炎形成胸膜炎，严重的还会形成败血症。对于年老或者免疫力低下的人群，感染会深入肺内，从而导致肺衰竭。

◎ 饮食宜忌

宜吃食物
茼蒿、油菜、白萝卜、冬瓜、香菇、木耳、菠菜、豆腐、豆干、玉米、鸡肉、猪瘦肉、牛肉、豆浆、糙米、芥菜、苹果、葡萄、樱桃、菠萝、草莓、柠檬、柚子、枇杷、大米、小麦。

忌吃食物
辣椒、胡椒、芥末、冰淇淋、碳酸饮料、咖啡、浓茶、肥肉、鱼、油炸食品、香蕉、桃子、杏、李子。

◎ 抗炎食疗方

干贝冬瓜芡实汤

原料：冬瓜125克，排骨块240克，水发芡实80克，水发干贝30克，蜜枣3个，姜片少许，盐2克

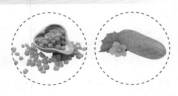

 做法：

①洗净的冬瓜切块。

②锅中注入适量清水烧开，倒入洗净的排骨块，氽煮片刻，捞出排骨，沥干待用。

③砂锅中注入适量清水，倒入排骨块、芡实、蜜枣、干贝、姜片，拌匀。

④加盖，大火煮开后转小火煮30分钟至熟。

⑤揭盖，放入冬瓜块，拌匀，加盖，续煮30分钟至冬瓜熟。

⑥加入盐，拌匀调味。

⑦搅拌至食材入味，关火后盛入碗中即可。

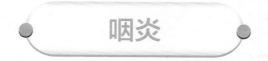

咽炎

咽炎是咽部黏膜及黏膜下组织的炎症，常为呼吸道感染的一部分，可与鼻炎、扁桃体炎和喉炎并存。它主要分为急性咽炎、慢性咽炎两大类：急性咽炎是指咽部黏膜及黏膜下组织的急性炎症，咽淋巴组织也常被累及；慢性咽炎为咽部黏膜、黏膜下组织和淋巴组织的慢性、弥漫性炎症，通常为上呼吸道慢性炎症的一部分。

急性咽炎一般是由病原体感染引起的，在环境因素上接触了高温、粉尘、烟雾、刺激性气体等都可能引发病症。长期烟酒、辛辣或过烫过冷的饮食刺激、长期生活不规律、睡眠不足、疲劳，使身体抵抗力下降，可能继发慢性咽炎。过度用嗓的工作者也容易患上慢性咽炎。

急性咽炎起病较急，初觉咽干、瘙痒、微痛、灼热感及异物感，继而有咽痛，多为灼痛，吞咽时尤重，疼痛可放射至耳部；慢性咽炎的主要临床症状为咽部不适、发干、异物感或轻度疼痛、干咳、恶心等。

急性咽炎可引起邻近部位的病变，如喉炎、支气管炎、中耳炎、鼻窦炎及肺炎等。如果治疗不及时或反复发作，还可能转为慢性咽炎。慢性咽炎可引起扁桃体炎、慢性喉炎等疾病，进而引发更多症状，还可能通过慢性扁桃体炎进而引发心脏病、肾炎、风湿关节炎等疾病。

◎ 饮食宜忌

宜吃食物

黄瓜、苦瓜、番茄、莴笋、荸荠、白萝卜、银耳、海带、芝麻、绿豆、鸡肉、鸭肉、猪瘦肉、排骨、猪蹄、鱼类、干贝、川贝、杨桃、柠檬、青果、柑橘、菠萝、甘蔗、橄榄、梨、苹果、金银花、野菊花、罗汉果、无花果、薄荷、蜂蜜。

| 忌吃食物 | 生姜、大葱、大蒜、辣椒、油条、肥肉、白酒、浓茶、咖啡、薯片、葵花籽、冷饮。 |

◎ 抗炎食疗方

鸭肉蔬菜萝卜卷

原料：鸭肉140克，水发香菇45克，白萝卜100克，生菜65克，生抽、盐、醋、水淀粉、食用油各适量

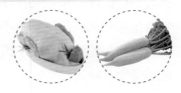

 做法：

①水发香菇、生菜洗净，切丝；处理干净的鸭肉切丝。

②白萝卜洗净，去皮，切片，装碗中加盐、醋腌渍变软。

③鸭肉丝加生抽、水淀粉，拌匀，腌渍入味。

④用油起锅，倒入鸭肉丝炒香，放入香菇丝炒匀，加生抽炒匀，装入盘中，制成馅料。

⑤用白萝卜片包入馅料、生菜丝，卷成卷即可。

关节炎

　　关节炎是指由炎症、感染、创伤或其他因素所致的关节炎性病变，主要有风湿性关节炎、类风湿性关节炎、骨关节炎、痛风性关节炎、强直性脊柱炎、感染性关节炎等。其中，风湿性关节炎是一种常见的急性或慢性结缔组织炎症，不典型的病人仅有关节疼痛而无其他炎症表现，急性炎症一般于2～4周消退，不留后遗症，但关节病变常反复发作。而类风湿性关节炎则是慢性关节炎中最常见的类型之一，更多见于20~50岁的女性。

过度疲劳、膳食不均衡和体重过重都容易引发关节炎。长期处于潮湿的气候环境或生活环境的人们也是关节炎高发群体。

一般而言，关节炎的发病率与年龄成正比，随着年龄增长，身体会逐渐出现退行性变化，骨关节炎多见于中老年人。

关节炎最主要的表现就是疼痛、关节肿胀、关节活动受限，以及红斑、关节畸形、软组织肿胀、渗液、肌萎缩或肌无力、关节活动范围受限等体征。严重者可导致关节残疾，行动不便。

◎ 饮食宜忌

宜吃食物 蛋类、鱼类、芹菜、娃娃菜、包菜、菠菜、草菇、莴笋、空心菜、山药、苦瓜、丝瓜、木耳、腐竹、西蓝花等。

忌吃食物 牛肉、鹅肉、鹌鹑、螃蟹、虾、咖啡、荔枝、豆腐等。

◎ 抗炎食疗方

荷叶扁豆绿豆汤

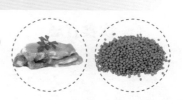

原料： 瘦肉100克，荷叶15克，水发绿豆90克，水发扁豆90克，陈皮30克，盐少许

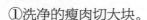
做法：

①洗净的瘦肉切大块。

②锅中注水烧开，放入瘦肉块，汆煮片刻，捞出待用。

③砂锅中注水烧开，倒入瘦肉块、荷叶、陈皮、扁豆、绿豆，拌匀。

④加盖，大火煮开后转小火煮1小时至熟。

⑤揭盖，加入盐，搅拌片刻至入味，盛出即可。

肩周炎

肩周炎是肩关节周围肌肉、肌腱、滑囊和关节囊等软组织的慢性无菌性炎症，如果不能得到有效及时的治疗，有可能加重病情，以致严重影响肩关节的功能活动。肩周炎的好发年龄在 50 岁左右，因而被俗称为"五十肩"。该病多见于体力劳动者，其中女性发病率略高于男性。

肩周炎按形成原因分为原发性和继发性两种。原发性肩周炎多是由于长期过度活动、姿势不良等产生慢性致伤力，导致肩周发炎。如上肢外伤后肩部固定过久，肩周组织继发萎缩、粘连，以及肩部急性挫伤、牵拉伤后治疗不当等都会导致肩周炎的发生。继发性肩周炎常是由其他疾病演变而来，如颈椎病，心、肺、胆道疾病的发生都会引发肩部疼痛，继而转变为肩周炎。

肩周炎以左肩发病较多，双侧同时发病较少。肩怕冷，肩关节会呈阵发性疼痛，常因天气变化及劳累而诱发，之后发展为持续性疼痛，昼轻夜重，一旦肩部受到牵拉，可引起剧烈疼痛，病重时生活不能自理。肩关节可有广泛压痛，并向颈部及肘部放射，还可出现不同程度的三角肌的萎缩，日久者可见患肢肌肉萎缩，患肩比健肩略高耸、短窄。

◎ 饮食宜忌

菜心、白菜、芹菜、西蓝花、西葫芦、胡萝卜、板栗、香菇、木耳、大枣、阿胶、桑葚、薏米、牛肝、猪瘦肉、黄鳝、鳗鱼、樱桃、木瓜、葡萄、葱白、花椒、豆卷。

海鲜、地瓜、豆腐、绿豆、海带、红薯、肥肉、鹅肉、香蕉、柿子、西瓜、奶油。

◎ 抗炎食疗方

薏米白菜汤

原料： 白菜140克，薏米40克，姜丝、葱花各少许，盐、食用油各适量

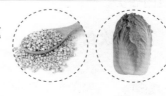

做法：

①洗好的白菜切去根部，再对半切开，备用。

②砂锅注油烧热，放入姜丝、葱花，炒匀，注入适量清水，倒入薏米，拌匀。

③盖上盖，烧开后用小火煮约30分钟。

④揭开盖，放入白菜，拌匀，用小火煮约6分钟至熟，加入盐，拌匀调味，关火后盛出汤品即可。

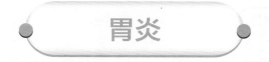

胃炎

胃炎是多种不同病因引起的胃黏膜或胃壁的炎症，分为急性胃炎和慢性胃炎两种。根据病症的发病原因和症状的不同，可分为急性单纯性胃炎、急性糜烂出血性胃炎、急性腐蚀性胃炎、急性化脓性胃炎、慢性浅表性胃炎、慢性萎缩性胃炎、慢性糜烂性胃炎、胃窦炎等。

不良的饮食习惯是导致胃炎的最主要原因，比如暴饮暴食、不按时吃饭、过度吃辣、喝酒多等都是急性胃炎的直接诱发因素。

中老年人的消化道结构及功能均有不同程度的退行性变化，在其他致病因素影响下容易发生胃炎。如胃黏膜营养缺乏、药物使用不当、遗传因素、神经精神因素、不良生活习惯等都会诱发胃炎。

胃炎的主要表现包括上腹疼痛、上腹胀、早饱、嗳气、恶心、呕吐、胃

灼热、食欲缺乏、消化不良、反复出血等症状。胃炎患者的胃部消化功能会有所削弱，食物的营养无法被充分吸收，长此以往，人体会出现各种营养不良的症状。

◎ 饮食宜忌

 宜吃食物

冬瓜、胡萝卜、番茄、黄瓜、土豆、芹菜、菠菜、小白菜、藕、猪瘦肉、排骨、米汤、果汁、酸奶、金橘、大枣、红豆、苹果、梨、香蕉、猕猴桃、葡萄、樱桃、草莓。

 忌吃食物

洋葱、浓茶、啤酒、花生、油条、煎饼、肥肉、螃蟹、牛奶。

◎ 抗炎食疗方

玉竹炒藕片

原料： 莲藕270克，胡萝卜80克，玉竹10克，姜丝、葱丝各少许，盐、鸡粉各少许，水淀粉、食用油各适量

做法：

①洗净的玉竹切细丝；洗好去皮的胡萝卜切细丝；洗净去皮的莲藕切开，再切成薄片。

②锅中注入适量清水烧开，倒入藕片，煮至断生，捞出沥水。

③用油起锅，倒入姜丝、葱丝，爆香，放入玉竹，炒匀，倒入胡萝卜，炒匀炒透。

④放入焯好的藕片，用大火炒匀。

⑤加入盐、鸡粉，倒入水淀粉，炒匀调味，关火后盛出即可。

肾炎

肾炎大多指肾小球肾炎，是肾小球的常见疾病。多数肾小球肾炎是免疫介导的炎症疾病。一般认为，免疫机制是肾小球疾病的始发机制，在此基础上由于炎症介质的参与，导致肾小球损伤，引发肾小球肾炎。任何年龄段的人群均可发生急性肾炎，急进性肾炎的男女发病比例可达到 2∶1。

中老年人群因免疫力低下，引起扁桃体炎、咽炎、鼻窦炎、风湿热、皮肤敏感等炎症，进而诱发急性肾炎。少数慢性肾炎可由急性肾炎发展而来。药物使用不当也是急进性肾小球肾炎的常见病因。

急性肾炎患者会出现血尿和蛋白尿，有尿少、水肿、高血压、轻度贫血的症状。慢性肾小球肾炎前期患者，多数没有较为明显的症状，而易被忽视。慢性肾炎患者常因高血压、动脉硬化、贫血而出现心功能不全，尿中长期蛋白丢失，引起低蛋白血症。

◎ 饮食宜忌

宜吃食物	番茄、莴笋、金针菇、黄花菜、黄瓜、冬瓜、鸡蛋、猪肉末、鸡肉、鸭肉、鱼类、西瓜、柑橘、猕猴桃、米饭、馒头、麦淀粉、藕粉、牛奶、大枣、西瓜。
忌吃食物	芹菜、韭菜、榨菜、红薯、皮蛋、动物内脏、肥肉、百合、香蕉、酒、浓茶、咖啡、咖喱、芥末、辣椒、盐、糙米。

◎ 抗炎食疗方

番茄山药煲排骨

原料： 山药70克，番茄100克，排骨130克，薄荷叶少许，料酒5毫升，盐2克

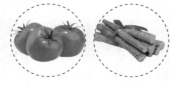

做法：

①洗净去皮的山药切块；洗净的番茄切块。

②锅中注入适量清水，大火烧开。

③将洗净的排骨倒入，搅匀，氽去血水，捞出，沥干水分。

④锅中注入适量清水，大火烧开，倒入排骨，淋入料酒。

⑤盖上锅盖，用大火煮开，掀开锅盖，倒入山药块，搅拌匀。

⑥盖上锅盖，调小火煮20分钟，掀盖，倒入番茄块，拌匀。

⑦盖上锅盖，小火煮5分钟至食材熟透，掀开锅盖，加盐调味。

⑧将煮好的汤盛出装入碗中，点缀上薄荷叶即可。

阴道炎

阴道炎是妇科病中较为常见的疾病，是不同病因引起的多种阴道黏膜炎性疾病的总称。

阴道炎根据年龄和感染源不同，可分为老年性阴道炎、婴幼儿阴道炎、霉菌性阴道炎、滴虫性阴道炎、细菌性阴道炎、淋病性阴道炎、气肿性阴道炎和非特异性阴道炎等。

阴道炎多是由于淋病双球菌、滴虫、霉菌等病原微生物感染而引发的阴道炎症。正常的健康妇女，阴道由于解剖组织的特点对病原的侵入有天然的防御功能。当阴道的自然防御功能受到破坏时，病原便易于侵入，发生阴道炎症。

常见阴道炎的典型症状如下：

老年性阴道炎

阴道分泌物增多，外阴瘙痒，常伴有性交痛。绝经后妇女因卵巢功能衰退，雌激素分泌减少，加上阴道壁萎缩、黏膜变薄，局部抵抗力降低，以需氧菌为主的致病菌过度繁殖或入侵引起炎症。

细菌性阴道炎

一些患者并无临床症状，大多数患者主要表现为：

- 阴道分泌物增多，有鱼腥味，尤其性交后加重。
- 分泌物特点为灰白色，均匀一致，稀薄，常黏附于阴道壁，容易将分泌物从阴道壁拭去。
- 伴有轻度外阴瘙痒或灼热感。

念珠菌性阴道炎

- 外阴瘙痒、灼痛，性交痛。
- 会出现尿频、尿痛，排尿时尿液刺激水肿的外阴及前庭而导致疼痛。
- 分泌物白色稠厚，呈凝乳或豆渣样。
- 外阴炎呈地图样红斑、水肿、抓痕。
- 阴道炎可见水肿、红斑、白色膜状物。

滴虫性阴道炎

- 阴道分泌物增多，分泌物稀薄脓性、黄绿色、泡沫状、有臭味。
- 阴道口和外阴会有瘙痒。
- 若合并尿道感染，会出现尿频、尿急、尿痛，有时可见血尿。
- 会造成不孕，阴道毛滴虫能吞噬精子，阻碍乳酸生成，影响其在阴道内存活。

◎ 饮食宜忌

宜吃食物

山药、苦瓜、洋葱、苋菜、娃娃菜、菠菜、韭菜、芹菜、芥蓝、花菜、土豆、番茄、竹笋、莴笋、金针菇、黄瓜、豆腐、腰花、鸡肉、苹果、猕猴桃、小麦、高粱、芡实、核桃、牛奶、蜂蜜。

忌吃食物

洋葱、油条、油炸鹌鹑、烤鸡、油炸鸡翅、烤羊肉、炸猪排、辣椒、茴香、胡椒、花椒、姜、葱、蒜。

◎ 抗炎食疗方

苹果鸡爪汤

原料： 鸡爪6只，苹果1个，水发芡实50克，花生15克，蜜枣1颗，胡萝卜丁100克，盐少许

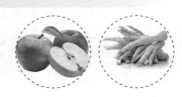

做法：

①材料洗净；鸡爪去趾甲；苹果取肉切块。

②锅中注水烧开，倒入鸡爪搅匀，煮1分钟，捞出过凉水，待用。

③砂锅中注水，倒入芡实、鸡爪、胡萝卜、蜜枣、花生，拌匀。

④加盖，大火煮开后转小火续煮30分钟。

⑤揭盖，去除浮沫，倒入苹果，拌匀，加盖，续煮10分钟。

⑥揭盖，加盐拌匀，盛出即可。

宫颈炎

宫颈炎一般是因宫颈受损伤或病原体侵袭而引起的炎症，包括子宫颈阴道炎症、子宫颈黏膜炎症。宫颈是阻止下生殖道病原体进入上生殖道的一道重要防线，但宫颈管单层柱状上皮本身的抗感染能力却很差，所以女性在遇到性交、分娩、流产、手术等机械性刺激时受损，就容易发生感染。

宫颈炎分为急性和慢性两种，以慢性炎症为多。慢性宫颈炎的症状包括糜烂样改变、宫颈肥大、宫颈息肉、宫颈腺囊肿和宫颈外翻等，中医上又分为脾虚型、肾阳虚型、肾阴虚型。急性宫颈炎主要表现为宫颈红肿，颈管黏膜水肿，常伴有急性阴道炎或急性子宫内膜炎，中医上分为湿热蕴结型、肝热脾湿型、热毒内蕴型。

宫颈炎患者大部分并没有特别明显的症状，少数患者会出现阴道分泌物增多或阴道异常出血，如同房后出血等。比如：

- 白带分泌可能增多，呈现灰色或淡黄色，有脓性，或伴有异味。

- 异常阴道出血，如性交后有少量出血或在两次月经之间有额外的出血。

- 外阴瘙痒等不适，如果阴道分泌物过多，会刺激外阴有瘙痒感、灼热。

- 同房时疼痛或出血。如果宫颈周围有炎症，向上蔓延到子宫，就会在同房后出现疼痛感觉，或者阴道出血。

- 腰腹部酸痛。宫颈炎会导致宫颈充血，或伴有水肿，导致女性在劳累后出现腰腹部酸痛。

- 如果宫颈炎合并尿路感染，可能出现排尿急迫、排尿频繁、排尿疼痛或排尿困难、发热等。

◎ 饮食宜忌

宜吃食物

扁豆、小米、莲子、白果、甜菜、绿豆、白萝卜、甘薯、芹菜、豆腐、鸡肉、瘦肉、香蕉、牛奶。

忌吃食物

辣椒、茴香、花椒、洋葱、芥末、烤鸡、炸猪排、牛肉、羊肉、肥肉、蛋黄、奶油、酒、海鲜。

◎ 抗炎食疗方

扁豆薏米排骨汤

原料：水发扁豆30克，水发薏米50克，排骨200克，料酒8毫升，盐2克

做法：

①锅中注水烧开，倒入排骨，淋入料酒，余去血水后捞出。

②砂锅中注水烧热，放入排骨、薏米、扁豆，搅拌片刻。

③盖上盖，烧开后转小火煮1个小时。

④掀盖，加盐，搅拌至食材入味，盛出即可。

盆腔炎

　　盆腔炎即盆腔炎症性疾病，是由女性上生殖道炎症引起的一组疾病，包括子宫内膜炎、输卵管炎、输卵管卵巢脓肿和盆腔腹膜炎。炎症可局限在一个部位，也可以同时累及多个部位。盆腔炎多发于处于性活跃期、有月经的女性，初潮前、绝经后或未婚者很少会患盆腔炎。

　　女性发生盆腔炎的常见原因包括：不注意卫生，平时忽视清洁，性生活

前后没有清洗，或者经期进行性生活等。分娩或流产后，宫颈口尚未关闭，细菌有可能上行感染而导致盆腔炎。进行宫腔内手术，如人流、上环、取环、输卵管造影等，术后感染也会引起盆腔炎。

盆腔炎患者多有疼痛，约占九成以上。急性盆腔炎的症状主要是起病急、病情重，下腹疼痛、发烧、寒战、头痛、食欲不振等。慢性盆腔炎则会出现全身症状，如有时低热，易感疲劳，部分病人由于病程长而出现失眠、精神不振、周身不适等神经衰弱症状。急性盆腔炎若得不到及时治疗，可发展为慢性盆腔炎，引起不孕症。

◎ 饮食宜忌

宜吃食物	白菜、菠菜、芹菜、西蓝花、萝卜、冬瓜、芦笋、豆腐、黄瓜、苦瓜、茄子、西葫芦、豆角、绿豆芽、香菇、荠菜。
忌吃食物	羊肉、鹅肉、桂圆、红参、鹿角胶、辣椒、麻椒、生葱、生蒜、白酒。

◎ 抗炎食疗方

橘皮鱼片豆腐汤

原料： 草鱼肉260克，豆腐200克，橘皮少许，盐、鸡粉、胡椒粉各少许

 做法：

①材料洗净；将橘皮切细丝；草鱼肉切片；豆腐切小方块。

②锅中注水烧开，倒入豆腐块拌匀。

③大火煮约3分钟，加盐、鸡粉，拌匀调味。

④放入鱼肉片，搅散，撒上适量胡椒粉。

⑤转中火煮约2分钟，至食材熟透，倒入橘皮丝，拌煮出香味。

⑥关火后盛出煮好的豆腐汤，装在碗中即可。

02 中老年抗癌防癌全方案

什么是癌症

癌症就是起源于上皮组织的恶性肿瘤，是恶性肿瘤中最为常见的一种。任何一种恶性肿瘤，均是由正常细胞在内外因素的影响下造成的。

一般人提到癌症，会根据患癌的器官来分类，比如肺癌、肝癌、胃癌、乳腺癌、卵巢癌、前列腺癌、大肠癌等。而从病变的组织不同还可以分为癌、肉瘤、白血病和淋巴瘤，以及其他种类，具体为：

癌

由上皮细胞构成的恶性肿瘤，80%~90%的癌症都属此类。

肉瘤

由骨骼、软骨、肌肉、结缔组织或血管生出的恶性肿瘤，比较少见，但恶性度极高。

白血病和淋巴瘤

出现于白细胞和淋巴系统，白血病是分散游离的细胞，淋巴瘤则形成肿瘤。

其他种类

多发性骨髓瘤、黑色素瘤及各种脑及神经组织瘤。

除了生长失控外，癌细胞还会侵入周遭正常局部组织甚至经由体内循环系统或淋巴系统转移到身体其他部分，人们患癌后就会出现消瘦、无力、贫血、食欲不振等症状。

通常情况下，很多癌症早期并无明显症状，即便有也多是无特征性的。等患者出现特征性症状时，癌症一般已经到晚期了。

癌症的症状表现有：

肿块

由癌细胞恶性增殖所形成的肿块，可用手在体表或深部触摸到。甲状腺、腮腺或乳腺的癌肿块，可在皮下较浅部位触摸到。

疼痛

疼痛一般是癌细胞侵犯神经造成的，出现疼痛往往表明癌症已进入中、晚期。开始多为隐痛或钝痛，夜间明显。随着病症发展，会逐渐加重，就算用止痛药也不起作用。

出血

出血多由癌变组织侵犯血管或癌变组织小血管破裂而产生。肺癌病人有的会咯血，痰中带血，而胃、结肠、食管癌患者可能会便血。

为何中老年人易患癌

随着年龄的增长，中老年人的机体出现自然老化，人体免疫功能也会衰退，免疫系统发现和清除异常细胞的功能降低，不能及时消灭癌细胞，导致癌细胞异常增长。

中老年人是癌症高危人群的另一个重要原因在于，其身体内"癌症因子"的长期积累。通常来说，健康人的体内也存在很多癌细胞，但因其数量过少，不足以诱发癌症。从癌细胞的产生到癌症的发生，也是一个"量的积累"过程。当人上了年纪，平时又不注意养生和保健，体内的癌细胞数量发展到了一定程度，就会引起发病。

改善癌症体质的营养素有哪些

癌症听起来可怕，但也不是完全不可防、不可治的。在我们平日食用的很多食物中，其所含有的营养素等物质，有着神奇的抗癌、抗氧化功效，可以抑制肿瘤生长、扩散及转移。

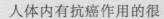

蛋白质

蛋白质对人体的主要作用就是提供更新、修补组织的材料，同时供给热量。对癌症患者而言，无论是修复受损组织细胞，还是化疗前后进行恢复体力、增强免疫力，都需要摄入优质蛋白质。

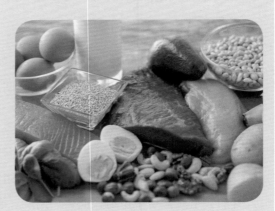

人体内有抗癌作用的很多"干扰素"，也是糖与蛋白质的复合物。若人体缺乏蛋白质，免疫系统内的T淋巴细胞诱发的免疫功能就会被抑制，对癌细胞的防御功能也会大大降低，造成癌细胞生长、扩散加速。

抗癌代表食物：肉类、蛋类、牛奶、豆制品等。

膳食纤维

膳食纤维属于多糖类，是构成细胞壁的主要成分，不能被人体的消化酶所分解，分为水溶性膳食纤维、非水溶性膳食纤维。

水溶性膳食纤维的抗癌作用主要在于增强肠胃消化功能，促进有害物的排出，减少肠内致癌物的残留。

非水溶性膳食纤维吸水性好，可软化粪便，促进肠壁肌肉蠕动，预防便秘及肠阻塞，对胃肠癌等癌症有很好的调理作用。

抗癌代表食物：苹果、橙子、梨、土豆、燕麦、海带、笋类、瓜类、叶菜类、谷类等。

各种维生素

维生素在人体生长、代谢、发育过程中都发挥着重要的作用，是帮助人体维持正常生理功能的一类微量有机物质。若人体缺乏维生素，人体代谢活动就无法顺利进行。

抗癌作用明显的维生素包括维生素 A、维生素 C、维生素 E 及 B 族维生素等，抗氧化效果好，可预防自由基的产生，避免其再度伤害组织细胞，增进身体的免疫功能。

抗癌代表食物：黄绿色蔬果、豆谷类、蛋类、瘦肉、动物肝脏、坚果等。

矿物质

矿物质是人体内无机物的总称，无法自身产生、合成，需要从食物中获取。抗癌作用明显的矿物质包括铜、锌、硒、锗等。

矿物质可辅助酶的形成，促进抗氧化功能，保护细胞免于癌变；促进白细胞的活性，强化免疫功能，提升自愈能力；调节生理功能，促进新陈代谢，修补受伤组织及排除体内毒素等。

抗癌代表食物：牡蛎、小麦胚芽、蛋黄、大枣、大蒜。

不饱和脂肪酸

不饱和脂肪酸主要存在于紫苏油、亚麻仁油、橄榄油、花生油、芥花籽油等植物油中，其中的Ω-3脂肪酸和Ω-6脂肪酸有很好的抗癌作用。尤其Ω-3脂肪酸中的DHA抑癌功效更好，能防止癌细胞增殖与转移。

Ω-3脂肪酸和Ω-6脂肪酸都是细胞膜的重要组成成分，有助于维持细胞膜的弹性，维系细胞间正常的传递功能。如果细胞内Ω-3脂肪酸和Ω-6脂肪酸不平衡，会使细胞产生功能障碍，造成疾病、癌症的发生。

抗癌代表食物：鱼油、亚麻仁油、橄榄油、紫苏油、鱼贝类、坚果等。

植物生化素

植物生化素属于天然食物色素，比如黄豆中的大豆异黄酮、番茄里的番茄红素、大蒜中的大蒜素、甘蓝和西蓝花中的吲哚、蓝莓中的花青素及胡萝卜中的胡萝卜素、玉米黄素等，都具有有效的抗癌作用。

在人体中，植物生化素具有抗氧化、增强免疫系统功能等功效，能有效预防心脏病、中风、癌症、白内障等疾病。

抗癌代表食物：各种颜色的蔬菜、水果等。

儿茶酸

儿茶酸是一种有机酸，可抑制肿瘤细胞的生长，对食管癌、胃癌和肠癌等疾病的效果尤其好。此外，儿茶酸还能抑制动脉硬化。

儿茶酸最常见于茶叶的茶多酚类。茶叶中含有多种能有效防癌抗癌的化学成分，如茶多酚类、麦角甾醇、芳香油化合物、咖啡碱、鞣酸、茶碱等。绿茶所含的儿茶酸抗癌功效较强，其次是乌龙茶、红茶等。

虽然儿茶酸抗癌有奇效，但是须谨防摄入过量。因为过量摄入儿茶酸会对人体的 DNA 造成伤害，反而会诱发癌症，所以饮茶也要有度，不可过量。

抗癌代表食物：绿茶、红茶、乌龙茶等。

多糖体

多糖体能让免疫系统不断生产自然杀伤细胞、干扰素、白细胞介素来摧毁已经存在的癌细胞，维护免疫系统的平衡。

日常食物中的多种菌菇都富含多糖体，常食菌菇可以修复身体内受损细胞，活化营养细胞，消除炎症。

抗癌代表食物：木耳、鲜菇类。

日常防癌十大黄金法则

癌症严重危害着人们的生命和健康，很多人都会"谈癌色变"，但癌症的发生与我们的日常生活习惯息息相关，日常防癌不仅效果显著，也刻不容缓，下面提供日常防癌的黄金法则。

保持室内空气流通

有很多建筑及装修材料都会释放一种叫氡的气体及其子体，它们都具有一定致癌性，室内经常开窗通风，保持空气流通、新鲜，可以使这类致癌物密度降到最小。

戒烟戒酒刻不容缓

嗜烟嗜酒对身体健康的影响相信很多人已经不陌生。烟草中的许多化学成分和放射性元素都能致癌，尤其与肺癌、食管癌、胃癌、肝癌息息相关。即使吸烟很多年，从现在起戒掉，也可降低患癌的风险。

过量饮酒也会增加罹患口腔癌、咽喉癌与食管癌等癌症的风险，且长期饮酒过量还会导致肝硬化，进而增加患肝癌的概率。

保证优质睡眠

睡眠的重要性不言而喻，癌细胞是细胞分裂过程中产生的不正常细胞，而细胞分裂活动大都在人的深度睡眠时进行。

不规律的作息时间会导致人的身体素质下降，使得免疫力低下，降低了身体的抗癌能力，给癌细胞留下"可乘之机"。成年人每天保证 6～8 小时的高质量睡眠，有利于机体控制细胞不发生异变。

保持乐观心态

中老年人本来就机体老化，免疫功能衰退，机体发现和清除异常细胞的功能降低，不能及时消灭癌细胞，导致癌细胞异常增长。

若长期处于精神紧张、情绪低落、精神压力大等负面情绪状态中，更容易导致机体内分泌失调，免疫功能下降，人体免疫系统不能识别和消灭癌细胞，使癌细胞的生长、转移得不到有效的抑制，因而发展成为癌症，如淋巴癌即为免疫系统的癌症。

许多癌症病人回顾发病前两三年，常是身心处于压力大的状态，而经常保持乐观、开朗性格的中老年人患癌概率相对降低。

避免过度暴晒日光

很多中老年人喜欢晒太阳，毕竟常晒太阳对身体的好处很多。但紫外线是人类周围最强的致癌物，若长时间暴露于强紫外线下，人体细胞的基因也会受损而引起突变。

一般来说，正常人都具备修复突变基因的功能，但患有先天性修复酶缺乏的色素干皮病者过度暴晒反而易患皮肤癌。

饮食均衡有规律

现代人都有很多不良的饮食习惯，如爱吃烧烤、油炸、熏制、腌制、高

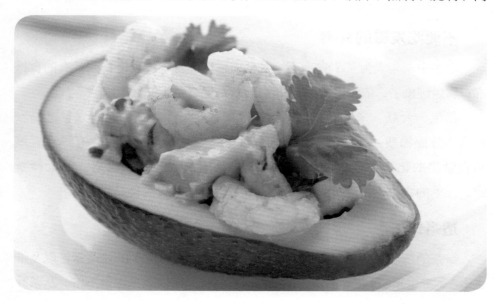

脂、高糖、高盐及过烫的食物，暴饮暴食、吃饭过快、三餐不规律等。

对于有工作和生活压力的中年人群来说，更应注意改善不良的饮食习惯。爱吃热烫食物的人容易患食管癌；爱吃甜食和高油食物的人容易患大肠癌；高盐饮食的人罹患胃癌概率更大。平时热衷于吃外卖，不爱吃蔬菜、水果、粗杂粮，以及三餐不规律的人，还容易便秘，而长期便秘是诱发大肠癌的主要因素之一。

烹饪食物有讲究

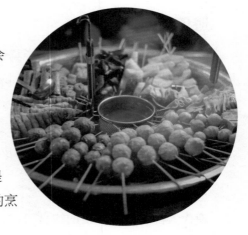

在炒菜或油炸食品时，油锅太热会产生更多油烟，从而对人体有害，尤其是肺癌等患者。炒菜时，油温不能太高，否则油烟过多；平日烹饪食物时，尽量少用煎、炒、油炸、熏烤的方式，对于中老年人群养生而言，提倡多用蒸、煮、凉拌、水汆等更健康的烹调方法。

不要吃发霉的食物

很多中老年人为了节省、不浪费食物，往往爱吃过夜饭，或者有的食材都有腐烂迹象了，依然不舍得扔，这是食疗养生最忌讳的。

花生、大豆、米、面粉、植物油等发霉后可产生黄曲霉毒素，这是一种强力致癌物质。而熏肉、咸鱼、腌酸菜、腌咸菜等食物中含有导致胃癌和食管癌的化学物质，所以平时也要少吃熏制或腌制的食物。应选择新鲜、应季的食材，不吃被农药污染的蔬菜、水果和其他食品。

适当饮茶

绿茶的防癌功效很多人都听说过，因为绿茶含有更多的儿茶素，以及维生素A、维生素C等营养物质，不仅可以抗氧化，防癌效果也很不错。从茶叶的防癌物质含量来看，绿茶最多，乌龙茶次之，红茶最少。闲暇时刻，跟好友聚在一起饮茶，既能消遣美好时光，也可以提高身体免疫力。

中青年人要劳逸结合

很多中青年人处于事业起步阶段或冲刺阶段，反而因为过度疲劳、精神压力过大，容易发生肺癌、肝癌、肠癌等癌症。如果机体长期处于超负荷状态，身心的双重过劳会导致免疫系统防御能力降低，癌症就会趁虚而入。

工作压力大的年轻人更应该时刻关注自身健康，定期做体检，早发现、早诊断、早预防，才不至于错过治疗疾病的最佳时间。

抗癌防癌的 20 种常见食材

中医讲究"药食同源"，食物吃对了也会有药材的功效。癌症多与人们长期的不良生活习惯息息相关，虽然可怕，但是我们可以选择一些具有抗癌作用的食材，保持良好的心态，能增强抗病防癌的免疫能力。

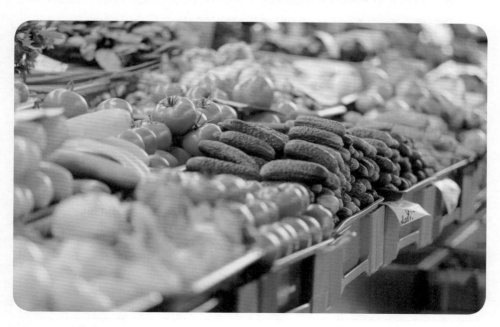

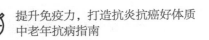
番茄
——开胃消食、防癌

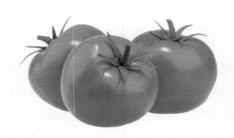

性味：	性寒，味甘
归经：	归肺、胃经

抗癌有效成分

番茄红素、胡萝卜素、维生素、谷胱甘肽等

番茄红素是番茄中最有名的抗癌成分，具有很强的抗氧化能力，能有效清除体内的自由基，修补受损细胞，能抑制前列腺癌、乳癌、肺癌及子宫内癌细胞的生长。新鲜番茄中含有高达300多种植物生化素，谷胱甘肽可防止细胞被破坏。经常食用番茄还可降低口腔癌、鼻咽癌、食管癌、胃癌、大肠癌等癌症的发病率。

如何选新鲜食材

果形周正，无裂纹、虫咬，肉肥厚、心室小者为佳。

如何食用

*用番茄做菜、汤时，可先用食用油炒一下，充分析出抗癌效果强的番茄红素，便于人体充分吸收。

*不宜食用未完全成熟的番茄，因为其中含有番茄碱，短时间内大量食用会引起中毒。生食番茄时，应选择新鲜、有机的，切开后尽快食用。

◎ 防癌抗癌食疗方

 番茄酸奶汁

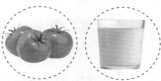

原料： 番茄150克，酸奶150毫升

做法：

①番茄洗净，可以用温水浸泡片刻，然后连皮一起切成小块。

②将切好的番茄放入榨汁机的搅拌杯中，加少许矿泉水，启动电源，搅拌1~2分钟。

③打开杯盖，倒入酸奶，继续搅拌30秒，切断电源取出，将榨好的番茄酸奶汁倒入杯中即可饮用。

防癌抗癌功效： 新鲜的番茄汁原汁原味，很好地保留了抗癌成分，再加上酸奶，既能养护肠胃，又可以预防癌症。

番茄鱼丸汤

原料： 番茄150克，鱼丸100克，紫洋葱30克，姜末、葱花各少许，盐少许，香油、食用油各适量

 做法：

①番茄洗净，切小块；紫洋葱洗净，切小块；姜切末。

②炒锅中注入少许食用油烧热，下入处理好的姜末、紫洋葱爆香，放入处理好的番茄，翻炒片刻。

③注入适量清水，煮沸后放入鱼丸，煮至鱼丸浮起，加盐调味，淋上香油，撒上葱花即可。

防癌抗癌功效： 鱼丸的原料就是各种鱼肉，蛋白质含量高，脂肪含量低，可以养肝补血，与富含抗氧化物质的番茄做成汤，可以增强身体的免疫力，防治癌症。

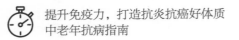

芦笋

——清热利尿、提高免疫

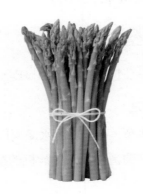

性味：	性寒，味甘
归经：	归肺、胃经

抗癌有效成分

类黄酮、胡萝卜素、维生素、叶酸、天门冬氨酸、硒等

芦笋含有 β-胡萝卜素、维生素C、维生素E等营养成分，抗氧化作用很强，能有效清除身体内的自由基，防止细胞发生癌变。硒可以阻止致癌物质过氧化物和自由基形成，抑制癌细胞中脱氧核糖核酸合成，阻止癌细胞分裂与生长，提高身体抵抗力。

如何选新鲜食材

结实、笋花苞繁密、未长腋芽，表皮鲜亮不萎缩，细嫩、粗大，基部未老化、尖端未发黄、一折即断。新鲜的芦笋抗癌效果最佳。

如何食用

＊芦笋有很好的抗癌作用，膀胱癌、肺癌、皮肤癌患者可适当多吃，但每餐不宜超过50克。芦笋不宜生吃。放于冰箱冷藏室中保存，最好2~3天内吃完。

＊芦笋中的叶酸成分容易被破坏，尽量不选择高温烹煮。芦笋的重要成分均在尖端幼芽处，烹饪时注意留存芦笋尖。芦笋煮汤，抗癌效果较好；炒食时可先焯至断生，再滑炒或略煮片刻即可。

◎ 防癌抗癌食疗方

芦笋莲藕排骨汤

原料: 芦笋200克,莲藕300克,排骨500克,姜篇、盐各适量

🍲 **做法:**

①排骨洗净切块,氽烫去血水,捞出沥干;莲藕洗净去节,切成段;芦笋洗净,切去硬根,斜切成约半厘米的薄片。

②锅中加入适量清水,放入处理好的排骨、莲藕、姜片,大火煮20分钟,转小火煲1.5小时。然后放入芦笋片,煮至微软即可,最后放入盐调味即可食用。

防癌抗癌功效: 芦笋煮汤的防癌效果最好。莲藕中的铁、钙、植物蛋白、维生素等营养含量丰富,加上排骨和芦笋,可以为人体补充营养,又具有很好的防癌抗癌功效。

芦笋炒南瓜

原料: 芦笋100克,南瓜150克,蒜末、葱花各少许,盐、食用油各适量

🍲 **做法:**

①芦笋洗净,切段;南瓜洗净,切片。

②锅烧热,加入少许食用油,下蒜末、葱花爆香。

③放入芦笋段、南瓜片,翻炒至食材熟软,撒入少许盐调味即可。

防癌抗癌功效: 芦笋、南瓜均有抗癌作用,可以补充能量,还可以促进身体排毒,预防消化道癌症。

香菇

——延缓衰老、防癌抗癌

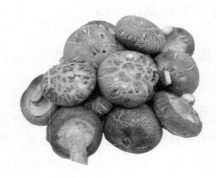

性味：	性平，味甘
归经：	归肝、胃经

抗癌有效成分

香菇多糖、香菇嘌呤、膳食纤维等

菌菇类食物的抗癌效果不错，香菇含有的香菇多糖被誉为肿瘤患者的"免疫增强剂"，可有效抑制复发性癌症的恶化，具有抗病毒、抗肿瘤作用。丰富的腺嘌呤和维生素等，可促进胆固醇代谢、增加冠状动脉血流量、预防高血压及心脑血管疾病。

如何选新鲜食材

干硬不发软，菇盖大，肉厚浑圆，盖边完整，色泽鲜明，气味香浓。

如何食用

＊作为抗癌抗肿瘤的优质食材，香菇一般煮粥效果为佳。可以将新鲜的香菇切丁，加上大米，搭配其他食材一起熬煮成粥即可，很适合消化道癌症、肺癌、宫颈癌等患者食用。但慢性虚寒性胃炎患者、痘疹已透发之人不宜食用香菇。

＊香菇浸出液具有较强的抗癌作用，新鲜香菇又是有机食材，用清水泡发片刻，保存香菇鲜味，泡发的水可以用来做高汤。新鲜香菇在扎了气孔的保鲜袋中保存时不要沾水，菌盖朝下放。

◎ 防癌抗癌食疗方

香菇酿肉

原料：香菇150克，猪肉馅100克，姜末、蒜末、葱花各少许，盐、胡椒粉各少许，酱油、蚝油、水淀粉、香油各适量

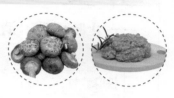

做法：

①大碗中放入肉馅，加姜末、蒜末，倒入盐、胡椒粉、酱油、香油，搅拌均匀。

②香菇洗净，齐根部掰去香菇腿，成香菇盏。用小勺将拌好的肉馅放入香菇盏中，摆放在蒸盘中。

③蒸锅中注入清水烧开，放入蒸盘，中火蒸15分钟。

④取出蒸盘，将蒸出的汁水倒入锅中，加入蚝油、水淀粉、葱花，调成味汁，翻炒片刻。

⑤将调味汁淋在香菇盏上即可。

防癌抗癌功效：香菇多糖可提高巨噬细胞的吞噬功能，快速提升身体的免疫力。

香菇大枣牛奶饮

原料：香菇20克，大枣2个，陈皮5克，牛奶150毫升

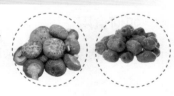

做法：

①香菇洗净，切丁；大枣洗净，剖开，去核，枣肉切丁。

②砂锅中加少量清水，放入处理好的香菇丁、大枣丁、陈皮，大火煮开后转小火煎煮30分钟。倒入牛奶，搅匀，煮至沸腾即可。

防癌抗癌功效：本品具有养血安神的功效，可以提高身体的免疫力。

荞麦

——止咳平喘、消毒抗炎

性味： 性凉，味甘
归经： 归脾、胃、肾经

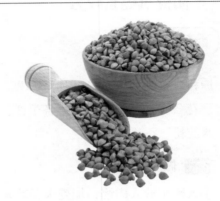

抗癌有效成分

维生素B_1、维生素B_2、维生素E、氨基酸、叶酸、钾、镁、锌等

荞麦中富含B族维生素，维生素B_1可帮助体内的柠檬酸循环更通畅，维生素B_2可以促进糖类、脂质、蛋白质三大营养素的代谢，有一定的抗癌能力。钾、镁、锌等元素可促进胰岛素的生成和分泌，平衡血糖。氨基酸具有抗疲劳的作用。

如何选新鲜食材

荞麦呈黄色或青褐色，表皮光滑，颗粒饱满完整，无虫蛀、干燥、大小均匀为佳品。

荞麦面粉颜色呈乳白色或微带黄色，无异味，味道淡而微甜为佳品。

如何食用

★荞麦淘洗时，去除杂质即可，清洗次数不要过多，以免造成营养成分流失。

★荞麦的营养成分很容易溶解在水中，因此很适宜煮粥、打豆浆食用，适宜肠胃不好、食欲欠佳、便秘的人。一次不宜食用太多，否则会造成胃痉挛、腹胀、滑肠。脾胃虚寒的人不宜食用。

◎ 防癌抗癌食疗方

荞麦薏米大枣羹

原料： 荞麦20克，薏米50克，大枣4枚

做法：

①荞麦、薏米洗净；大枣去核，切块。

②将所有处理好的食材放入豆浆机中，加入适量清水，选择"干豆豆浆"。

③结束后将煮好的荞麦薏米大枣羹倒入碗中即可食用。

防癌抗癌功效： 薏米可以利水消肿、健脾止泻，大枣能补气养血，加上荞麦，本方既可以抗癌，又能增强免疫力。

杂粮羊肉饭

原料： 羊肉350克，大米20克，荞麦20克，红米20克，薏米10克，燕麦米10克，糙米10克，胡萝卜70克，土豆50克，洋葱20克，胡椒粉少许，料酒、生抽、食用油各适量

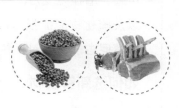

做法：

①荞麦、红米、薏米、燕麦米、糙米洗净，提前加清水浸泡1~2小时；大米淘洗干净。

②胡萝卜、土豆洗净去皮，切小方块；洋葱切小块；羊肉洗净，切小块。

③锅中注入少许食用油烧热，下入洋葱爆香，倒入羊肉，炒出香味。再放入胡萝卜、土豆，淋入胡椒粉、生抽、料酒，翻炒均匀。

④把炒好的食材倒入电饭锅中，加入杂粮米和大米，注入适量清水，按煮饭键。待运行结束，将煮好的饭盛出即可。

防癌抗癌功效： 这道杂粮羊肉饭营养均衡，最适合体虚者养生保健。

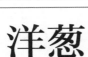
洋葱

——促进消化、杀菌消炎

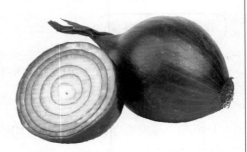

性味：	性温，味辛
归经：	归心、脾经

抗癌有效成分

大蒜素、槲皮素、栎皮黄素、抗变异原性物质、B族维生素、硒等

洋葱是很好的抗癌食材，尤其是紫皮洋葱。洋葱中的大蒜素、槲皮素、硒元素可以杀菌抗癌，抑制致癌细胞活性，降低患恶性肿瘤的风险，增强免疫力，预防胃癌等病症。同时，洋葱含有的前列腺素A以及硫化物能扩张血管，降低血压、血脂，保护心血管；还可作为烟草尼古丁中毒的解毒剂，减少尼古丁所致癌症的发病率。

如何选新鲜食材

按压有坚实感，外皮薄，干爽，深茶色，富有光泽。

如何食用

＊洋葱中的槲皮素在受热情况下容易失活，从而失去抗癌效果，因此尽量选择生食，如凉拌、泡水等。

＊洋葱中含有草酸，大量食用会与钙质结合形成草酸钙，降低营养价值，所以不宜与虾皮、海带等富含钙质的食物同食。洋葱味辛辣，阴虚火旺、瘙痒性皮肤病、眼疾、肺胃发炎等容易上火的人慎食。

◎ 防癌抗癌食疗方

洋葱凉拌菜

原料: 洋葱100克,木耳(干)20克,青椒25克,红甜椒25克,凉拌酱油、醋各适量,盐、白糖各少许,香油适量

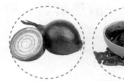

做法:

①洋葱洗净,切丝;青椒、红甜椒洗净,去籽,切丝。

②木耳提前泡发,放入沸水中,焯烫至熟,捞出,过凉水。

③大碗中放入处理好的洋葱丝、木耳、青椒丝、红椒丝,加入凉拌酱油、醋、盐、白糖、香油,充分拌匀至食材入味,装入盘中即可。

防癌抗癌功效: 木耳和洋葱都是抗癌食材,又可以补血、排毒,保护血管,对胃癌、大肠癌、口腔癌、喉癌、肾癌、卵巢癌等病症有食疗效果。

洋葱炒猪肝

原料: 猪肝200克,洋葱140克,姜丝少许,盐、料酒、酱油、干淀粉、食用油各适量

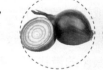

做法:

①猪肝洗净,切片,放入碗中,加入姜丝、料酒、酱油、干淀粉,拌匀,腌渍15分钟;洋葱洗净,切片。

②锅烧热,倒入少许油,下入腌好的猪肝翻炒至断生,盛出待用。

③另起锅倒入少许油,下入洋葱翻炒片刻,再倒入翻炒后的猪肝,翻炒均匀,加入少许盐,炒匀调味即可。

防癌抗癌功效: 猪肝中含有丰富的铁、磷,可以补血健脾,加上洋葱,适合气血虚弱、面色萎黄、缺铁性贫血、癌症患者食用。

紫茄

——清热解暑、降脂降压

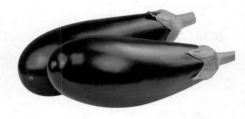

性味：	性凉，味甘
归经：	归脾、胃、大肠经

抗癌有效成分

龙葵碱、花色苷、绿原酸、生物碱

紫茄可以说是抗癌的"强手"，含有多酚类化合物花色苷，可以清除身体内的自由基，从而抑制细胞发生癌变，还可以降低胆固醇；龙葵碱可抑制消化系统肿瘤的增殖，对防治胃癌有良好的功效；绿原酸也是抗癌很强的营养物质。紫茄除了抗癌，还可以有效防治冠心病、动脉硬化等疾病。

如何选新鲜食材

以紫色或黑紫色为主，乌黑光亮，有光泽，粗细均匀，表皮光滑，没有斑点或裂口，无腐坏。茄子的萼片与果实连接的地方有一白色略带淡绿色的带状环，带状环越大则茄子越嫩，品质越好。

如何食用

＊茄子的皮和蒂对抑制癌细胞繁殖都有不错的功效，所以食用茄子时尽量不要扔掉。可以将茄子蒂摘下来晒干，冬天用来煲汤。

＊茄子有很强的吸油能力，用植物油烹炒，或与瘦肉搭配食用，能使茄子充分吸收植物油和瘦肉中的维生素E，可充分发挥防癌抗癌作用。

◎ 防癌抗癌食疗方

豆角烧茄子

原料： 紫茄150克，豆角100克，蒜3瓣，盐、白糖各少许，生抽、老抽、蚝油、食用油各适量

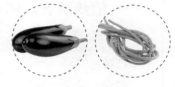

做法：

①紫茄切条放碗中，加盐抓匀腌渍片刻；豆角切段；蒜拍末。

②锅中注水烧开，加盐、食用油、豆角，焯煮后捞出沥干。

③锅中注油烧热，下蒜末爆香，放茄子条、豆角煸炒，放生抽、老抽、蚝油、白糖继续翻炒。加少许水，转中火收汁，加盐调味即可。

防癌抗癌功效： 本方能降低血清胆固醇，还能有效抑制癌细胞生长。

清蒸香菇茄盒

原料： 紫长茄子1个，肉馅250克，香菇50克，香菜10克，姜末、蒜末、葱段、盐各少许，醋、酱油、番茄酱、水淀粉、香油、食用油各适量

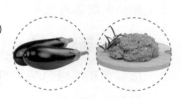

做法：

①茄子切成连刀片；香菇、香菜切末。大碗中放入肉馅、香菇、姜末、蒜末，加盐、酱油、香油，顺着一个方向搅拌成馅料。将肉馅夹在茄子之间，制成茄盒，摆在蒸盘中。

②锅中注油烧热，下入姜末、葱段爆香，加入番茄酱、酱油、醋、水淀粉，调成味汁。

③蒸锅注水烧开，放入茄盒蒸盘，蒸20分钟。倒掉蒸出的水分，淋上调好的味汁，撒上香菜末即可。

防癌抗癌功效： 香菇和茄子都是抗癌好食材，对抑制癌细胞增殖有一定作用。

苦瓜

——清热解暑、明目解毒

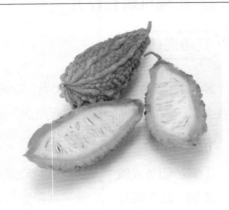

性味：	性寒，味苦
归经：	归心、肝、脾、胃经

抗癌有效成分

葫芦素、苦瓜蛋白、苦味素、胰蛋白酶抑制剂等

苦瓜蛋白和苦味素是苦瓜独有的营养成分，能有效抑制自由基，活化免疫细胞，抑制癌细胞扩散。苦瓜中的维生素C即使温度过高也不容易被破坏，炒食、煮汤都不影响苦瓜的营养吸收，对恶性淋巴瘤和白血病患者尤为适宜。

如何选新鲜食材

以绿色和浓绿色品种的苦味最浓，绿白色次之。苦瓜身上的果瘤可以判断苦瓜好坏，颗粒越大越饱满，表示瓜肉也越厚。苦瓜不耐保存，即使在冰箱中存放，也不宜超过2天。

如何食用

＊苦瓜特别适合糖尿病、高血压、癌症患者食用。但脾胃虚寒者不宜生食，食之容易引起吐泻腹痛。

＊苦瓜有"君子菜"的美名，常作为其他食材的配料，却并未有太多苦味。质地较嫩，不宜炒久，一次不宜吃太多。

◎ 防癌抗癌食疗方

原料： 苦瓜300克，青椒60克，盐、鸡粉、食用油各适量

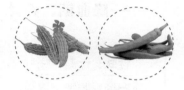

🍲 **做法：**

①将洗净的苦瓜去瓤，用盐稍腌后，再洗净切成片；青椒切块。

②锅中加清水烧开，倒入苦瓜和青椒焯烫至断生，将食材捞出待用。

③热锅注油，倒入苦瓜、青椒，翻炒片刻，加入盐、鸡粉搅拌均匀，即可食用。

防癌抗癌功效： 苦瓜清炒虽苦，却具有降血糖、促进食欲、清热解毒、抗癌的功效，可以提高机体免疫能力，对痢疾、糖尿病也有一定疗效。

原料： 苦瓜250克，香菜少许，蒜末少许，盐、番茄酱各少许，醋、香油、食用油各适量

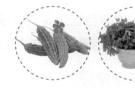

🍲 **做法：**

①苦瓜洗净，切开，去瓤、籽，切菱形片；香菜洗净，切末。

②锅中注入适量清水烧开，加入少许盐、食用油，放入苦瓜，焯约2分钟，捞出，沥干。

③大碗中放入焯好的苦瓜，加入醋、香油、番茄酱、蒜末，充分拌匀，再撒上香菜末即可。

防癌抗癌功效： 苦瓜的蛋白质成分及大量维生素C能提高机体的免疫功能，对治疗白血病有效。夏日食用苦瓜还可以清热消暑。

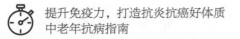

南瓜

——降血糖、养肾

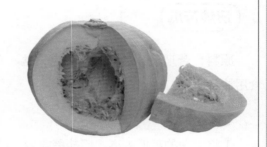

性味：	性温，味甘
归经：	归脾、胃经

抗癌有效成分

β-胡萝卜素、B族维生素、维生素C、维生素E、酚类、硒等

南瓜含有丰富的β-胡萝卜素，除抗氧化外，在人体内还可转化为维生素A，维持皮肤和黏膜健康。丰富的维生素C、维生素E，以及黄体素、酚类、硒等其他抗癌成分能够有效抑制多种癌症，可预防结肠癌、高血压以及肝脏的一些病变。

如何选新鲜食材

外皮颜色越金黄、棱越深、瓜瓣越鼓的越好。梗部新鲜坚硬者为佳。表面略有白霜的南瓜又面又甜。

如何食用

＊南瓜的皮也含有丰富的胡萝卜素和维生素，食用时可带皮。如果皮较硬，就用刀将最硬的部分削去即可，不宜削得太厚。

＊南瓜尤其适宜肥胖者、糖尿病患者和中老年人食用，抗癌效果佳。但南瓜性温，胃热炽盛、气滞中满、湿热气滞者应少吃。

◎ 防癌抗癌食疗方

南瓜洋葱炒秋葵

原料： 南瓜200克，秋葵150克，洋葱100克，蒜2瓣，盐、胡椒粉、百里香碎各少许，食用油适量

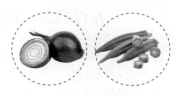

 做法：

①南瓜洗净，去皮，切片；洋葱洗净，切小块；蒜切成片。

②秋葵入沸水锅中，加盐、食用油，焯1分钟，凉后切厚片。

③锅中倒油烧热，下入蒜片爆香，放入秋葵、洋葱，翻炒片刻，加入南瓜片、胡椒粉、百里香碎，炒至食材入味，加少许盐调味即可。

防癌抗癌功效： 本品可以抗癌、抗病、增强免疫力、保护肝脏。

南瓜豌豆牛肉汤

原料： 牛肉150克，南瓜180克，口蘑30克，豌豆70克，姜片、香叶、料酒各少许，盐2克，鸡粉2克

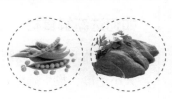

做法：

①口蘑洗净切块；南瓜洗净去皮切片；牛肉切成片。

②锅中注水烧开，放入豌豆、口蘑、南瓜，焯半分钟，捞出；再倒入牛肉，汆至转色，捞出。

③砂锅中注水烧热，放入姜片、香叶、料酒及其他食材，炖20分钟。

④放入鸡粉、盐，搅匀调味，关火后将煮好的汤盛入碗中即可。

防癌抗癌功效： 本品可润肺祛燥、消除痈肿。

木耳

——养胃润肠、预防血栓

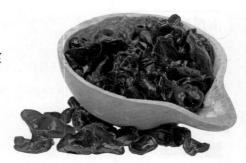

性味：	性平，味甘
归经：	归胃、大肠经

抗癌有效成分

木耳多糖、膳食纤维、胶质、水溶性低分子物质、铁等

木耳中的胶质有较强的吸附能力，可把残留在人体消化系统内的灰尘、杂质吸附集中起来排出体外，从而起到清胃涤肠的作用，可以化解胆结石、肾结石等内源性异物。

木耳中还含有抗肿瘤活性物质，能增强机体免疫力，比较适用于宫颈癌、肠癌患者。

如何选新鲜食材

新鲜的木耳朵面乌黑有光泽，朵背略呈灰白色，整耳收缩均匀，朵大小适度，拗折脆断，互不黏结。千万不能食用已经长霉的木耳。

如何食用

＊鲜木耳含有毒素，不可食用。鲜木耳被加工干制后，所含毒素便会被破坏消失。干木耳提前用凉水泡发，泡发后仍然紧缩在一起的部分不宜吃。

＊木耳要煮熟透后再食用。通过高温烹煮后，可以增加抗癌成分木耳多糖的溶解度，有助于身体吸收和利用。

◎ 防癌抗癌食疗方

木耳炒豆腐

原料： 北豆腐200克，木耳（干）20克，葱花少许，盐、白糖各少许，香菇酱少许，酱油、食用油各适量

做法：

①木耳提前用凉水泡发，切去蒂部，再切成小朵；北豆腐洗一下，切成小块。

②锅中倒入少许食用油烧热，放入豆腐块，转中火煎至两面金黄，倒入木耳，加入香菇酱、酱油、白糖，翻炒片刻。

③然后加入半碗清水，盖上锅盖，中小火焖煮10分钟，大火收汁，加入盐，撒上葱花，翻炒均匀即可。

防癌抗癌功效： 木耳含有铁，能有效预防缺铁性贫血、骨质疏松症；含有的抗肿瘤活性物质多元糖醇，能改善肠道内菌群平衡，可预防消化道癌症。

秋葵百合炒木耳

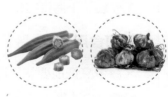

原料： 秋葵150克，水发木耳50克，鲜百合30克，蒜末少许，盐少许，橄榄油适量

做法：

①秋葵洗净，切成厚片；百合用清水冲洗一下。

②热锅中注入少许橄榄油，下入蒜末爆香，倒入木耳，翻炒片刻。

③加入百合、秋葵，炒至食材熟透，加盐调味即可。

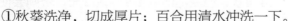

防癌抗癌功效： 百合、秋葵含有黏液质，具有清肺热、滋阴润燥的作用，搭配木耳，适合肺癌患者食用。

海带

——利水消肿、消痰散结

性味:	性寒，味咸
归经:	归肝、胃、肾经

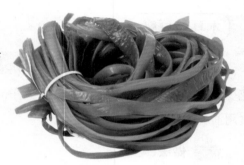

抗癌有效成分

海带多糖、多种氨基酸、碘、钙、B族维生素、维生素C等

海带中特有的海带多糖是免疫调节剂，能提升免疫能力；含有的褐藻酸钠盐能预防白血病和骨痛病；含有大量的碘，有利于治疗甲状腺肿大，预防动脉硬化。海带对于甲状腺癌、肺癌、乳腺癌、恶性淋巴瘤、消化道恶性肿瘤、妇科肿瘤等的患者来说，可以控制肿瘤生长、消散肿块，对患有心血管疾病的老年人也有很好的食疗功效。

如何选新鲜食材

新鲜的海带质厚、形长、身干燥、色浓黑褐或深绿、无枯黄、边缘无碎裂。干海带完整、无破损、表皮有白霜则为佳品。

如何食用

＊海带烹饪前要洗干净表面的海水脏污，食用之前先将海带在水中浸泡几个小时，洗一下再换水，但浸泡时间不要超过1天，否则会使无机盐流失，影响抗癌效果。

＊海带富含碘，不宜长期大量食用，尤其不适宜甲亢病患者食用。

＊海带性寒，脾胃虚寒而便溏者也不应多吃。烹饪时可适量加些姜，中和寒性。

◎ 防癌抗癌食疗方

蛤蜊海带排骨汤

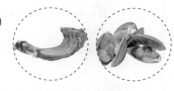

原料： 排骨120克，蛤蜊100克，海带结30克，胡萝卜80克，盐3克，料酒适量，姜片5克

做法：

①将蛤蜊泡入淡盐水中，吐尽泥沙，清洗干净；排骨斩成段；胡萝卜去皮，切滚刀块。

②锅中注入适量清水，倒入排骨，淋入料酒，余3分钟，捞出。

③另起锅，注入清水，放入姜片、排骨，再放入海带结、胡萝卜，大火烧开转小火，煲1小时。揭盖，放入蛤蜊、盐，煮至开口即可。

防癌抗癌功效： 蛤蜊富含蛋白质、脂肪、碳水化合物、矿物质、维生素、牛磺酸等多种营养物质，具有减肥瘦身、滋阴润燥、利水消肿、降低血脂等作用。海带是碱性食品，可以抗辐射、减肥排毒、促进钙吸收。

牛肉海带粥

原料： 牛肉40克，水发海带30克，大米80克

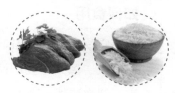

 做法：

①洗净泡发的海带切碎；洗好的牛肉切碎，待用。

②砂锅倒入大米、牛肉碎，炒匀。

③注入适量清水，倒入海带碎，拌匀，煮约30分钟至熟，装入碗中即可。

防癌抗癌功效： 海带热量低、蛋白质含量中等、矿物质丰富，具有降血脂、降血糖、调节免疫、抗凝血、抗肿瘤、排铅解毒和抗氧化等功能。它还含有丰富的碘元素，有"碱性食物之冠"的美称。

茶

——清头目、除烦渴

性味： 性微寒，味甘、苦
归经： 归心、肺、胃经

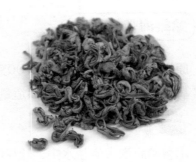

抗癌有效成分

茶多酚、氨基酸、黄酮类物质、维生素C、维生素E、胡萝卜素等
茶的主要抗癌成分是茶多酚，其中以儿茶素为主。茶多酚、黄酮类
物质清除人体内有害自由基的能力极强，能够抑制脂质过氧化、癌
细胞的滋生，提高人体内酶的活性，有抗突变、抗癌的作用。

如何选新鲜食材

好茶叶的条索紧、身骨重、圆而挺直。白毫显露，表示嫩度、做工
好。好的茶叶自带香气，有异味、酸味的不宜选购。

如何食用

＊不宜饮用第一泡茶叶的茶饮，冲入开水3~5秒之后将茶水滤掉。
普洱茶、黑茶等要洗两遍茶。饮茶时投茶量不宜太大，以3~5克为
宜。勿饮浓茶、冷茶，以免伤身。

＊茶性也有寒、热之分，大部分茶性微寒，脾胃虚寒者不宜多饮。
绿茶性寒味苦，有清热解毒的作用；红茶性温，具有暖胃作用。民
间常有"春喝花茶，夏饮绿茶，秋季青茶，冬季红茶"之说。

◎ 防癌抗癌食疗方

茶香排骨

原料： 排骨500克，茶叶10克，姜片少许，白糖少许，老抽、生抽、料酒、食用油各适量

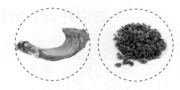

 做法：

①茶叶用开水泡开，待用。

②排骨洗净切成段，下入沸水锅中，加少许料酒，余去血水，捞出。

③炒锅中注入少量食用油烧热，放入白糖，炒成焦糖色；放入排骨，翻炒均匀，加入老抽、生抽，翻炒上色；放入姜片，倒入泡好的茶，使锅中的水稍稍没过排骨。

④转中小火焖煮约半小时，收干汤汁即可。

防癌抗癌功效： 茶叶的抗氧化、抗衰老、预防肿瘤作用不多说了，搭配排骨，既好吃，又能防癌抗癌。

黄芪党参枸杞茶

原料： 黄芪、党参各15克，枸杞8克，茶叶5克

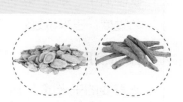

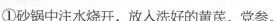 **做法：**

①砂锅中注水烧开，放入洗好的黄芪、党参。

②用小火煮约20分钟，至其析出有效成分。

③放入洗好的枸杞、茶叶拌煮约2分钟，将煮好的茶水装入碗中即可。可加水反复冲煮几次，至味道变淡。

防癌抗癌功效： 黄芪具有增强免疫力、托毒生肌、抗疲劳等作用。党参有补中益气、健脾益肺、养血生津、增强机体免疫力的功效。枸杞具有滋肾补肝、润肺止咳、养肝明目的功效。茶叶搭配这些养生药材熬制的茶饮能提高人体的免疫力。

玉米

——调中开胃、降压降脂

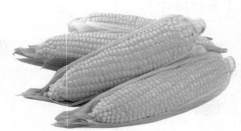

性味：	性平，味甘
归经：	归胃、肾经

抗癌有效成分

叶黄素、玉米黄素、胡萝卜素、B族维生素、维生素C、硒等

玉米因为含有玉米黄素才会呈现黄色，加上叶黄素，抗氧化效果很强；玉米黄素不仅可以明目，又有抑制肝癌的作用。玉米中还含有丰富的膳食粗纤维，可以健脾通便，刺激肠道蠕动，预防大肠癌等。

如何选新鲜食材

软硬适中、颗粒饱满有光、没有塌陷的比较新鲜。玉米粒过硬，成熟过度；玉米粒过软，则又过嫩。

如何食用

＊霉变的玉米或玉米淀粉不宜食用，因为霉变的玉米中会产生黄曲霉毒素，具有很强的致癌性。

＊如果是新鲜、有机的带须玉米，食用时不要将玉米须扔掉，可以洗净后用水煎服，具有利尿、降压、止血、预防癌症的功效。

◎ 防癌抗癌食疗方

玉米党参羹

原料： 党参15克，大枣20克，玉米糁120克，冰糖适量

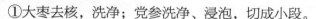

做法：

①大枣去核，洗净；党参洗净、浸泡，切成小段。

②锅中注入清水，放入玉米糁煮沸后，下入处理好的大枣和党参，煮至浓稠、闻见香味时，放入冰糖调味，即可食用。

防癌抗癌功效： 玉米中含有的谷胱甘肽是一种抗癌因子，能通过自身的化学作用让致癌物质失去活性，通过消化道代谢出体外。搭配党参、大枣，还有补中益气、润肺生津的作用，对气短心悸、脾肺虚弱者有益。

玉米排骨汤

原料： 党参、黄芪各15克，新鲜玉米2个，小排骨250克，姜片少许，盐少许

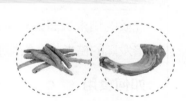

做法：

①将玉米洗净后剁块。

②将小排骨斩块，用沸水汆去血水，捞起，沥干。

③砂锅中加入适量清水，放入处理好的玉米块、排骨、党参、黄芪、姜片，大火煮开后，再以小火炖煮1~2小时，最后加盐调味即可。

防癌抗癌功效： 玉米中含有硒和镁，硒能加速体内过氧化物的分解，抑制恶性肿瘤生长；镁既能抑制癌细胞的生长，又能使体内废物尽快排出体外。加上党参、黄芪、排骨，可益气健脾、开胃消食。

糙米
——增强记忆力、健脑益智

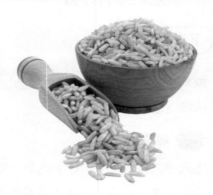

性味：	性温，味甘
归经：	归脾、胃经

抗癌有效成分

木酚素、植酸、膳食纤维、B族维生素、锌、铬、钒等

糙米与精米的区别是，精米中只有胚乳，没有胚芽，而糙米中保留了胚芽。胚芽富含膳食纤维，具有促进食物消化、加快毒素排出、改善肠胃的作用；木酚素与植酸都具有抗氧化作用；锌、铬、钒等微量元素可以提高胰岛素敏感性，对糖尿病的病情改善有帮助。

如何选新鲜食材

优质的糙米表面膜光滑、无斑点，胚的颜色呈黄色。不要选胚色发暗发黑的糙米，一般都是因糙米存放时间过长。

如何食用

＊糙米淘洗1~2次，无悬浮杂质即可，清洗次数不要过多，以免造成营养成分的流失。

＊煮糙米粥时，可以用小火慢慢熬，熬得越稠越好，上面漂浮的厚厚的"油"不要倒掉。

◎ 防癌抗癌食疗方

菌菇牛蒡糙米饭

原料： 糙米80克，牛蒡50克，蟹味菇、杏鲍菇各25克，胡萝卜10克，酱油、食用油各适量

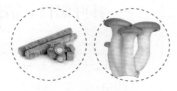

做法：

①糙米淘洗后，提前用清水浸泡1～2小时；牛蒡洗净，削皮，切丝；胡萝卜洗净，去皮，切丝；杏鲍菇洗净，切丝；蟹味菇洗净，切去根部。

②锅中注入适量油烧热，放入处理好的牛蒡丝、胡萝卜丝，淋入酱油，煸炒片刻，盛出。

③将糙米放入电饭锅中，加适量清水，放入炒好的胡萝卜、牛蒡，再放入杏鲍菇、蟹味菇，盖上电饭锅盖，焖煮至糙米饭熟即可。

防癌抗癌功效： 本品能疏散风热，防治中老年便秘。

糙米蔬菜饭团

原料： 糙米250克，红米200克，糯米50克，玉米粒30克，豌豆30克，胡萝卜30克，核桃仁30克，海苔1张，寿司醋适量

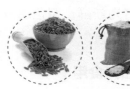

做法：

①糙米、红米、糯米洗净，放入电饭锅中，加适量清水焖煮成米饭。

②往煮好的米饭中加入寿司醋，搅拌均匀，将米饭盛出凉凉。

③核桃仁掰碎，胡萝卜去皮切丁，与豌豆、玉米粒一起焯至断生。

④取一大块米饭压成饼状，放上焯好的蔬菜丁、核桃碎，捏成饭团。

⑤将海苔剪成条，包在饭团上即可。

防癌抗癌功效： 糙米含有的木酚素对预防乳腺癌等癌症有一定的作用。

胡萝卜

——补肝明目、清热解毒

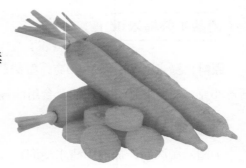

| **性味：** 性平，味甘 |
| **归经：** 归脾、肺经 |

抗癌有效成分

β-胡萝卜素、叶绿素、维生素A、维生素C、维生素E等

胡萝卜中含有很多可以抑制自由基的β-胡萝卜素，抗癌效果很好；丰富的膳食纤维素具有润肠通便、健脾化滞的功效，能改善消化不良、便秘等症状；维生素C属于抗氧化维生素，有助于对抗衰老。

如何选新鲜食材

尽量选择中等偏小的，过大的胡萝卜一般较老。叶子颜色翠绿色者为新鲜。黄色胡萝卜的胡萝卜素含量大于红色胡萝卜，抗癌功效更强。

如何食用

*胡萝卜素为脂溶性物质，胡萝卜切丝或切块油炒，搭配肉一起烹食，胡萝卜素易在肠内胡萝卜素酶的作用下转变为维生素A，从而被充分吸收。

*胡萝卜熟食比生食要有营养，生食的话，胡萝卜素等营养物质不容易被人体吸收。

◎ 防癌抗癌食疗方

胡萝卜炒鸡蛋

原料： 胡萝卜200克，鸡蛋2个，葱花少许，盐少许，食用油适量

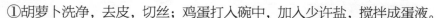

做法：

①胡萝卜洗净，去皮，切丝；鸡蛋打入碗中，加入少许盐，搅拌成蛋液。

②锅中注入少许食用油烧热，倒入蛋液，翻炒至鸡蛋定型，盛出备用。

③锅中倒入适量油烧热，放入胡萝卜丝，翻炒至变软，加入炒过的鸡蛋，再加适量盐翻炒均匀，出锅前撒上少许葱花即可。

防癌抗癌功效： 胡萝卜中的胡萝卜素含量是蔬菜中最高的，人体可以把胡萝卜素转化成维生素A，能抗氧化，保护皮肤、黏膜及眼睛等的健康。其富含的胡萝卜素和番茄红素对于女性而言益处更多，可以降低卵巢癌的发病率。

玉米面蒸胡萝卜丝

原料： 胡萝卜200克，玉米面25克，蒜、盐、十三香各少许，香油适量

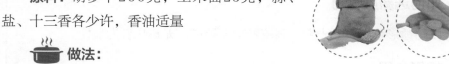

做法：

①胡萝卜洗净，去皮，切成丝；蒜放入捣蒜臼中捣成泥。

②取一大碗，放入胡萝卜丝，撒上玉米面，拌匀，将拌好的胡萝卜丝放入蒸盘中。

③蒸锅中加入清水烧开，放入蒸盘，中火蒸5分钟。

④取出蒸好的胡萝卜丝，凉一会儿，加入盐、十三香、香油、蒜泥，充分拌匀即可。

防癌抗癌功效： 玉米面搭配胡萝卜食用，可以有效预防癌症。

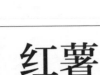

红薯

——通便排毒、辅助降压

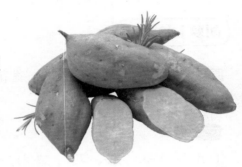

性味： 性平，味甘
归经： 归脾、胃经

抗癌有效成分

脱氢表固醇、胡萝卜素、绿原酸、维生素C等

红薯中含有丰富的维生素C，由于其淀粉保护作用，经过加热的维生素C不易被高温破坏。红薯皮中有大量能够抑制活性氧的绿原酸。红薯含有丰富的淀粉、胡萝卜素，以及钾、铁等十余种微量元素，可以保护人体上皮细胞结构完整，抑制病毒活性，阻断胃肠道中亚硝胺的产生，消除人体中汞、镉、砷等引起的毒性作用，阻断有毒金属的致癌过程。

如何选新鲜食材

以纺锤形状、表面光滑、表皮鲜艳无黑斑、无霉味者为最佳。

如何食用

＊不宜一次性吃过多红薯。生吃或一次食入过多红薯时，红薯里的气化酶成分会使胃脘部胀满，出现泛酸、嗳气等不适，应熟透再吃。

＊红薯叶同样具有抗癌功效，可在抗癌强身的药膳食疗中配合使用。

◎ 防癌抗癌食疗方

燕麦红薯粥

原料： 红薯150克，水发大米90克，燕麦100克，姜丝适量，盐3克，鸡粉3克

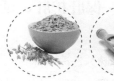

🍲 **做法：**

①洗好去皮的红薯切厚片，再切条，改切成小块，备用。

②砂锅中注入适量清水，烧开，倒入备好的大米、燕麦、红薯，拌匀。盖上盖，烧开后用小火煮40分钟至食材熟透。

③揭盖，放入盐、鸡粉、姜丝，拌匀，即可食用。

防癌抗癌功效： 燕麦有减肥、降低胆固醇的作用，红薯也可以促进消化、预防便秘、减脂塑形、提供能量，很适合有减脂需求又有虚湿的中老年人群。

红薯姜糖饮

原料： 红薯200克，大枣5个，老姜一小块，红糖10克

🍲 **做法：**

①红薯洗净，去皮，切成滚刀块；老姜洗净，切成丝；大枣洗净，从中间剖开，去掉枣核，将枣肉一切为二。

②砂锅中放入处理好的红薯、大枣、姜丝，大火煮开后转小火煮约半小时。

③加入红糖，搅匀，续煮约10分钟即可。

防癌抗癌功效： 红薯富含蛋白质、淀粉、果胶、纤维素、维生素以及多种矿物质，是长寿食品之一；老姜可以散寒暖胃，治疗风寒感冒；红糖能祛风散寒、活血化瘀。这款糖水很适合中老年女性和体寒者。

花菜

——保肝护肝、延缓衰老

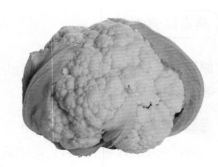

性味： 性凉，味甘

归经： 归胃、肝、肺经

抗癌有效成分

异硫氰酸盐、吲哚、萝卜硫素、β－胡萝卜素、维生素C、维生素E、硒、槲皮酮、类黄酮等

花菜是公认的防癌抗癌明星食材，异硫氰酸盐能抑制使致癌物质的代谢活性化的酶的功能，吲哚能使致癌物质失去毒性。花菜对癌细胞的抑制率可达90.8%。

如何选新鲜食材

花球完整紧密、无绽裂、色淡洁白、新鲜脆嫩、没有长毛花的成熟度刚刚好。

如何食用

*花菜烹饪之前先焯水，炒时更容易熟。烹调花菜时应用大火快炒，若煮汤则应最后放，可以保持花菜脆嫩清香，减少吲哚、维生素C等抗癌物质的流失。

*茎部与花球部分尽量一同食用。因为花菜茎部的膳食纤维含量及营养价值优于花球部分，对防治大肠癌的效果很好。

*吃花菜时要多嚼几下，更有利于营养的吸收。花菜适合食欲不振、大便干结、癌症患者经常食用，但尿路结石者不宜多食。

◎ 防癌抗癌食疗方

肉酱花菜泥

原料： 土豆120克，花菜70克，肉末40克，鸡蛋1个，盐少许，料酒、食用油各适量

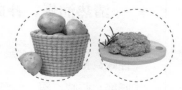

做法：

①土豆切条；花菜切碎；鸡蛋取蛋黄。锅中加油烧热，倒入肉末，翻炒至转色，淋入料酒炒香，倒入蛋黄拌炒至熟，盛出备用。

②蒸锅加水烧开，放入土豆、花菜，用中火蒸15分钟。

③将蒸熟后的土豆用勺子压成泥，加入熟花菜末，放盐、蛋黄肉末，快速搅拌均匀至入味。

防癌抗癌功效： 花菜的营养价值很高，适宜营养不良、脾胃虚弱者食用。

双花木耳炒虾仁

原料： 花菜200克，西蓝花200克，木耳15克，鲜虾200克，鸡蛋1个，姜片少许，盐、胡椒粉各少许，料酒4毫升，生粉、食用油各适量

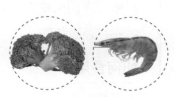

做法：

①鸡蛋取蛋清；花菜、西蓝花瓣成小朵；木耳泡发；鲜虾去壳、虾线，放碗中，倒入蛋清，加入姜片、料酒、胡椒粉、盐、生粉，腌渍片刻。

②锅中注水烧开，放入花菜、西蓝花、木耳，焯煮片刻，捞出沥干。

③锅中注油烧热，倒入虾仁滑炒变色，加入焯好的蔬菜翻炒，加盐调味即可。

防癌抗癌功效： 本品所含的萝卜硫素具有很强的防癌抗癌功效，抗癌解毒效果很好。

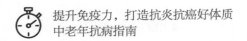

豆腐

——清热润燥、补血养颜

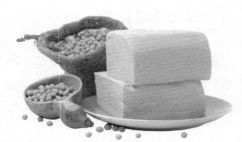

性味： 性凉，味甘

归经： 归脾、胃、大肠经

抗癌有效成分

大豆异黄酮、氨基酸、不饱和脂肪酸、卵磷脂、维生素E等

豆腐中的大豆异黄酮属于异黄酮类植物雌激素，可以提高身体免疫力，有抗氧化、抗癌的功效，尤其是对与雌激素相关的癌症有较强的防治作用。

如何选新鲜食材

优质豆腐切面整齐，无杂质，有弹性。劣质豆腐切面不整齐，容易破碎，表面发黏。

如何食用

＊豆腐中水分多，易变质。买了新鲜豆腐后应浸泡于凉水中，放在冰箱中冷藏，不宜超过1天。

＊食用豆腐拌、煮、蒸、炒皆可。但煎炸豆腐时，需控制好用油量、油温和加热时间，以油量少、油温低、加热时间短为宜，防止产生致癌物。

◎ 防癌抗癌食疗方

砂锅白菜炖豆腐

原料： 白菜400克，豆腐300克，姜片、葱段各少许，盐少许，香油、食用油各适量

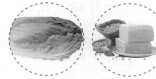

做法：

①豆腐切成小块；白菜洗净，撕成小片。

②平底锅中倒入少许食用油烧热，放入豆腐，小火煎至微黄，盛出待用。

③锅中倒油烧热，下入姜片、葱段爆香，倒入白菜，翻炒至变软，盛出。

④砂锅中注入适量热水，放入炒过的白菜、豆腐，煮沸后转小火慢炖半小时，加入适量盐调味，淋上香油即可。

防癌抗癌功效： 白菜中有丰富的粗纤维，能促进肠蠕动，助消化，防便秘，搭配有抗癌功效的豆腐，还可以补中益气、清热润燥。

猪血韭菜豆腐汤

原料： 猪血150克，韭菜80克，豆腐150克，黄豆芽70克，盐2克，鸡粉2克，白胡椒粉2克，芝麻油5毫升

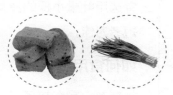

做法：

①将洗净的豆腐切块；处理好的猪血切块；洗好的韭菜、黄豆芽均切段。

②锅中加水，大火烧开，倒入豆腐块、猪血块，拌匀。

③大火再次煮沸，放入黄豆芽段、韭菜段，煮约3分钟至熟。

④加入盐、鸡粉、白胡椒粉、芝麻油，搅拌至入味即可。

防癌抗癌功效： 本品能有效抑制癌细胞的生长，促进大脑发育、降血压、降血脂。

菠菜

——养血、止血、敛阴

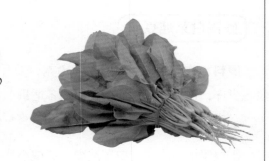

性味：	性平，味辛、甘
归经：	归大肠、胃经

抗癌有效成分

β-胡萝卜素、叶绿素、维生素C、维生素E、维生素A等

菠菜除了可以补血养血，还是防癌抗癌的好食材，含有β-胡萝卜素和玉米黄素，能使体内过度的自由基失活，有一定的抗癌作用。此外，菠菜还富含各种维生素，能促进肠胃蠕动，利于排便，还可以敛阴润燥。

如何选新鲜食材

宜选用叶嫩小棵的菠菜，菜梗红短，叶子伸张良好，叶面宽、叶柄短者为佳。

如何食用

＊菠菜含草酸较多，有涩味，烹调之前先将洗净的菠菜快速在开水里焯一下，可去除草酸。

＊食用菠菜应保留菠菜根，烫煮的时间不宜过长，否则会导致维生素损失过多，降低抗癌功效。肾炎、肾结石、脾虚便溏者不宜食用菠菜。

◎ 防癌抗癌食疗方

菠菜煲猪肝

原料：猪肝200克，菠菜100克，葱末、姜末各适量，盐、料酒、食用油、香油各适量

做法：

①猪肝切片，浸泡30分钟，捞出冲去血水；菠菜洗净，撕成两段。

②锅中注入少许食用油烧热，下入葱末、姜末爆香，倒入适量清水，放入猪肝，淋入少许料酒，煮至猪肝变色。

③放入菠菜，煮至变软，加盐调味，淋入香油即可。

防癌抗癌功效：菠菜除了具有抗癌作用，含有的膳食纤维也有利于脂肪和糖分代谢，加上补血养血的猪肝煲成汤，适合用于提升免疫力。

松仁菠菜

原料：菠菜400克，松仁15克，黄豆芽25克，胡萝卜10克，蒜末、白芝麻各少许，盐、香油、食用油各适量

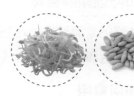

做法：

①菠菜洗净，切段；黄豆芽摘去老根，洗净；胡萝卜洗净，去皮，切丝。

②锅中注入水烧热，加盐、食用油，放入菠菜，焯煮后沥干水分。

③将黄豆芽下入沸水中，焯至断生，捞出，沥干水分。

④大碗中放入处理好的菠菜、黄豆芽、胡萝卜、蒜末，加盐、香油、白芝麻，搅拌均匀，撒上松仁即可食用。

防癌抗癌功效：松仁的脂肪成分含有不饱和脂肪酸，有软化血管、预防动脉粥样硬化的作用，与菠菜的营养成分互补，适合病后虚弱者食用。

苹果
——生津止渴、美容养颜

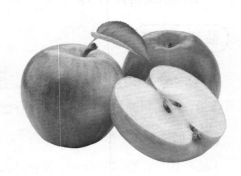

性味：	性平，味甘、酸
归经：	归脾、肺经

抗癌有效成分

花色苷、槲皮素、果胶、B族维生素、维生素C、原花青素、儿茶素、多酚等

苹果果肉中含有槲皮素，果皮则含有花色苷、多酚，有助于减少内脏脂肪、强化肌肉和防癌等。儿茶素能促进心血管健康，抗癌，调节血糖。

如何选新鲜食材

新鲜的苹果结实、松脆，表面有一层白霜，是一种天然蜡质成分。而且色泽好看，质地紧密，略带香味。

如何食用

＊苹果的果皮中含有多种抗癌营养成分，带皮吃所吸收的精华比去皮的抗氧化力高2~6倍，并在抑制癌细胞生长方面更有效。适合慢性胃炎、消化不良、慢性腹泻、高血压、高脂血症患者食用。

＊在日常生活中，苹果一般用来做苹果酱、苹果醋，或者直接生食。但需注意，苹果是酸性食物，不宜空腹吃。吃完应该刷牙，否则易腐蚀牙齿。

◎ 防癌抗癌食疗方

原料： 苹果100克，雪梨70克，水发银耳65克，冰糖30克

做法：

①洗好的苹果、雪梨、银耳切成小块。

②砂锅中注入清水烧开，倒入银耳、雪梨、苹果，拌匀，烧开后用小火煮约10分钟至熟。

③揭开锅盖，倒入冰糖，煮至溶化，拌匀，盛出煮好的甜汤即可。

防癌抗癌功效： 银耳具有激活免疫细胞、提高机体免疫功能、降低血糖、抗衰老的作用。雪梨同样具有清热生津、润燥化痰、通便润肤的作用。苹果含有大量的纤维素，常吃可以使肠道内胆固醇减少，缩短排便时间，能够降低直肠癌的发病率。

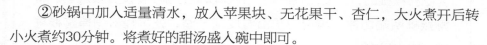

原料： 苹果1个，无花果干3个，杏仁15克

做法：

①苹果洗净，去核，连皮一起切成小块。

②砂锅中加入适量清水，放入苹果块、无花果干、杏仁，大火煮开后转小火煮约30分钟。将煮好的甜汤盛入碗中即可。

防癌抗癌功效： 苹果还含有丰富的铬，可以提高糖尿病患者对胰岛素的敏感性，还有大量的钾，有降低血压、防治心脑血管并发症的作用。

猕猴桃
——利尿通便、生津润燥

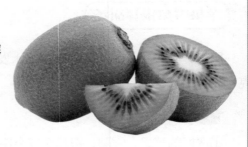

性味：	性寒，味酸、甘
归经：	归胃、膀胱经

抗癌有效成分

膳食纤维、胡萝卜素、糖类、维生素B_1、维生素C、维生素E、果胶等

猕猴桃富含维生素C、膳食纤维、17种氨基酸、果胶等多种营养物质，可以防止细胞病变，降低血液中胆固醇浓度，预防高脂血症及心脑血管疾病，防癌作用明显。它还含有多种消化酶，能分解蛋白质，帮助肉类食物的消化与吸收，比较适合吃肉之后食用，提高脂肪代谢率。

如何选新鲜食材

外形饱满，说明日照时间较长，味道会更甜一些。头部尖尖的猕猴桃，激素用得要少一些。选择整体处于坚硬状态的果实。

如何食用

＊吃猕猴桃时，去皮比较麻烦，有些较硬的猕猴桃皮会很难剥。将猕猴桃两端切掉，再用勺子沿着皮刮一圈，就可轻松剥掉猕猴桃皮，取出果肉。

＊对于胃癌、食管癌、肺癌、乳腺癌、消化不良、食欲不振、便秘以及心血管疾病等患者来说，猕猴桃有着极大的好处。而脾虚、感冒、痛经等患者则不宜食用。

◎ 防癌抗癌食疗方

水果豆腐沙拉

原料：橙子40克，日本豆腐70克，猕猴桃30克，圣女果25克，酸奶30毫升

做法：

①将日本豆腐去除外包装，切成方块；去皮洗好的猕猴桃切成片；洗净的圣女果切成片；橙子切成片。

②锅中注入适量清水，用大火烧开，放入切好的日本豆腐，煮半分钟至其熟透，捞出，装盘。

③把切好的水果放在豆腐块上，淋上酸奶即可。

防癌抗癌功效：老年人可多食用本品，可以提高免疫力、抗衰老、抗癌。

猕猴桃虾仁沙拉

原料：猕猴桃3个，菠萝半个，虾仁10只，熟鸡蛋黄1个，酸奶1杯，柠檬半个，黑芝麻少许，盐少许

 做法：

①猕猴桃去皮，切成小块；菠萝切成小块。

②虾仁去虾线，放入沸水中焯煮至熟，捞出，过一遍凉水。

③取一碗，放入熟鸡蛋黄，用勺子按碎，倒入酸奶，搅拌均匀，挤入柠檬汁，加少许盐，调匀成酱汁。

④将猕猴桃、菠萝、虾仁放入一个大碗中，倒入调好的酱汁，充分拌匀，撒上黑芝麻即可。

防癌抗癌功效：猕猴桃的维生素C含量非常高，可以有效对抗身体内的氧自由基。

提升免疫力的 20 种食疗方

免疫力是人体的一个隐形保护罩，可以识别和消除体内的癌细胞，阻止细胞癌变。你的免疫力有多强，离癌症就有多远。所以，中老年人一定要提高自身的免疫力，日常饮食调养是最简单直接的方法。下面就为大家介绍适合提升中老年人免疫力的20种食疗方。

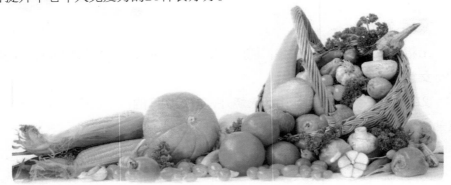

西洋参乌鸡汤

原料： 乌鸡500克，香菇5朵，黄花菜（干）10克，大枣5枚，西洋参20克，盐、姜片各少许

做法：

①黄花菜提前用清水泡发，切去硬的尖端；将乌鸡洗净，斩成块；香菇洗净，切掉根部，切十字花刀；大枣洗净。

②锅中注入适量清水烧开，放入乌鸡块，氽煮后捞出。

③另起锅，加入清水，放入乌鸡块、香菇、黄花菜、大枣、西洋参、姜片，大火煮开后转小火炖煮1小时，加入适量盐调味即可。

养生功效： 西洋参药性凉，味甘、微苦，归心、肺、肾经，补而兼清，是清补之品，具有补气养阴、清热生津的功效。加上乌鸡补血养肾的效用，本品能滋阴补血、清虚火，补而不燥，适合天气燥热时食用。

怀杞陈皮牛肉汤

原料： 牛腱肉200克，怀山20克，枸杞10克，芡实10克，陈皮5克，生姜10克，盐少许，米酒适量

 做法：

①牛腱肉洗净，切小块；怀山去皮，切滚刀块；生姜切片；枸杞、陈皮洗净。

②锅中注入适量清水烧开，放入牛肉，氽煮去血污，捞出。

③砂锅中注入适量清水，放入处理好的牛腱肉、怀山、芡实、枸杞、陈皮、姜片，倒入米酒，大火煮开后转小火炖煮1小时，加盐调味即可。

养生功效： 牛肉可以健脾养胃、补虚益气，怀山能健脾补肾，枸杞则养肝明目，陈皮有理气健脾、燥湿化痰的作用，芡实主固肾涩精。几种食材搭配熬成汤，可有健脾开胃、补血强身的滋补功用。

山药胡萝卜羊骨汤

原料： 羊骨500克，胡萝卜100克，山药50克，生姜、盐、白胡椒粉各少许

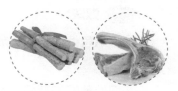

做法：

①羊骨洗净，剁成大块；胡萝卜、山药洗净，去皮，切滚刀块；生姜切片。

②锅中注入适量清水烧开，放入羊骨，氽煮去血污，捞出。

③砂锅中加入适量清水，放入处理好的羊骨、胡萝卜、山药、姜片，大火煮沸后转小火炖煮1小时，加入盐、白胡椒粉调味即可。

养生功效： 山药富含蛋白质、矿物质，能够为人体提供营养，可以健脾益胃、补充体力、降血糖等；胡萝卜中含有丰富的膳食纤维，具有润肠通便、健脾化滞的功效。这两种食材搭配羊骨食用，有驱寒暖身的作用。

绿豆薏米薄荷汤

原料： 绿豆40克，薏米30克，薄荷叶15克，冰糖适量

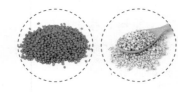

做法：

①绿豆、薏米洗净，提前用清水浸泡1~2小时。

②砂锅中加入清水，倒入绿豆、薏米，大火煮开后转小火煮半小时。

③然后加入薄荷叶、冰糖，小火续煮10分钟，即可食用。

养生功效： 绿豆具有清热解毒、消暑止渴、保护肝肾、降脂等作用，薏米是健脾止泻、利湿消肿的好食材，加上薄荷叶可消炎镇痛、祛风化痰，本品能清热、解毒、利湿、止咳、化痰，适合夏季除湿热、改善咽喉肿痛。

蒸菠萝鲳鱼

原料： 鲳鱼1条，菠萝半个，大枣2个，葱、豆豉、生姜各适量，蒸鱼豉油、醋各适量，白糖少许

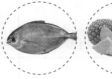

做法：

①将鲳鱼处理干净，放置在蒸盘中；菠萝取果肉，切成厚片；生姜、葱切成细丝。

②把处理好的菠萝、葱姜丝平铺在鲳鱼身上，撒上豆豉，放上大枣。碗中倒入蒸鱼豉油、醋、白糖，搅拌至糖分溶化，备用。

③蒸锅中注入清水烧开，放入蒸盘，中小火蒸10分钟后取出，倒掉蒸出的水分。

④将之前做好的蒸鱼豉油料汁淋在蒸好的鱼上即可。

养生功效： 鲳鱼富含不饱和脂肪酸，有降低胆固醇的功效，含有的微量元素硒和镁对冠状动脉硬化等心血管疾病也有预防作用，可以护眼明目、预防癌症。

全麦鲜蔬卷

原料：面粉35克，麦片10克，鸡蛋1个，可生食水果胡萝卜20克，黄瓜20克，苹果20克，紫甘蓝20克，盐少许，甜面酱适量

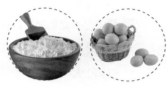

做法：

①将胡萝卜、黄瓜、苹果洗净，切成粗条；紫甘蓝切成丝。

②取大碗倒入面粉，打入鸡蛋，加适量清水，搅拌成面糊。

③将麦片压碎，倒入面糊中，再加少许盐，搅拌均匀。

④平底锅烧热，舀入一勺面糊，摊成面皮盛出。

⑤将面皮摊平，刷上甜面酱，裹上胡萝卜条、黄瓜条、苹果条、紫甘蓝丝，卷成卷，再将卷好的全麦菜卷切开即可。

养生功效：本品既有蔬菜、水果，又有鸡蛋、面粉、麦片，营养丰富，可以补充热量、维生素、矿物质、膳食纤维等，能增加身体的抗病力。

莲藕板栗糖水

原料：莲藕250克，板栗100克，葡萄干25克，冰糖适量

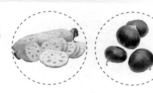

做法：

①莲藕洗净，去皮，切片；板栗去核、膜；葡萄干洗净，待用。

②砂锅中加入清水，再放入处理好的莲藕、板栗，大火煮沸后，转小火慢炖1小时。

③然后加入葡萄干、冰糖，小火煮10分钟即可。

养生功效：莲藕中含有黏液蛋白和膳食纤维，可与胆固醇和三酰甘油结合，有减脂功效；板栗具有养胃健脾、强筋活血等功效；再加上可以补血、降胆固醇、护肠胃的葡萄干，本品能够养脾胃、补血益肾，增强免疫力。

金枪鱼三明治

原料： 全麦吐司2片，水煮金枪鱼罐头25
克，洋葱50克，芹菜25克，番茄30克，奶酪1
片，沙拉酱1大勺，黑胡椒粉少许

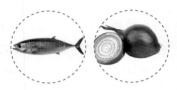

做法：

①洋葱洗净，切成丁；芹菜洗净，切成碎末；番茄洗净，横切成薄片。

②将金枪鱼肉洗净处理干净，绞碎，放入碗中，加入洋葱丁、芹菜末，
加1大勺沙拉酱、适量黑胡椒粉，搅拌均匀成馅料。

③取一片全麦吐司，均匀地抹上一层馅料，放入番茄片、奶酪片，另一
片全麦吐司上也均匀地抹上馅料，将两片吐司合在一起压好，沿对角线切成
4等份即可。

养生功效： 金枪鱼是一种营养丰富的海鱼，有很多抗病功效，富含
DHA、EPA、酪氨酸，不仅可延缓老人记忆力减退，还可以保护肝脏、降低
肝病风险，丰富的钙也可以强筋骨，防止中老年骨质疏松。

猴头菇瘦肉汤

原料： 猴头菇50克，瘦肉250克，山药20
克，莲子30克，桂圆肉2枚，枸杞10克，陈皮4
克，盐少许

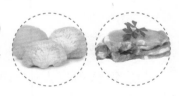

做法：

①猴头菇洗净，切成块；瘦肉洗净，切片；山药去皮，切块；莲子、桂
圆肉、枸杞、陈皮洗净。

②锅中注入适量清水烧开，放入瘦肉，氽煮至变色，捞出，沥干水分。

③砂锅中加入适量清水，放入瘦肉、猴头菇、山药、莲子、桂圆肉、枸

杞、陈皮，大火煮沸后转小火炖煮2小时，加入适量盐调味即可。

养生功效： 猴头菇具有健胃消食、补虚安神、抗氧化、保护肝脏等功效。年老体弱者食用猴头菇可以滋补强身，适合心血管疾病、慢性胃炎、神经衰弱患者食用。

茶香糖醋虾

原料： 虾仁300克，茶叶20克，盐、白糖各少许，米酒20毫升，食用油、醋、水淀粉、香油各适量

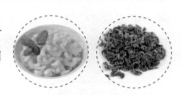

 做法：

①碗中加少量热水，放入茶叶浸润一下，捞出沥干；虾仁去除虾线后洗净，沥干水分。

②锅中加一点食用油，放入虾仁滑炒至变色，然后加入茶叶、盐、白糖、醋，倒入米酒，继续翻炒至入味。

③淋入水淀粉勾芡，出锅前淋上香油，炒匀即可。

养生功效： 茶叶含有茶多酚，能明显抑制细胞突变，还能阻断亚硝基化合物的合成。加上富含优质蛋白质的虾仁，本品是中老年人提升免疫力的上佳食疗方。

红豆香芋西米露

原料： 红豆35克，西米10克，芋头50克，牛奶45毫升，蜂蜜适量

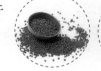

做法：

①红豆洗净，用清水浸泡1~3小时；香芋去皮，切成小方块。

②电饭锅中加适量清水，放入泡好的红豆、芋头，蒸熟，盛出待用。

③锅中注入适量清水烧开，倒入西米，边煮边搅拌，煮至西米呈透明状，捞出过一遍凉水，沥干。

④另起锅，加入适量清水、牛奶，大火煮开后转中火煮半小时，放入处理过的红豆、芋头、西米，搅拌均匀，略煮片刻，调入蜂蜜即可。

养生功效：芋头含有黏液蛋白，被人体吸收后可以产生免疫球蛋白，是碱性物质，能中和体内酸性物质，阻止癌细胞生长。此外，氟的含量也很高，可以保护牙齿、洁齿防龋。红豆可以利水消肿、益气养血、通经。本品既是消暑佳品，又可以补充营养，提升免疫力。

蔬菜虾米粥

原料：大米40克，薏米8克，芋头30克，肉末35克，香菇10克，虾干15克，芹菜20克，盐、胡椒粉、酱油、食用油各适量

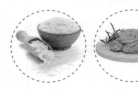

 做法：

①大米、薏米洗净，用清水浸泡片刻；芋头洗净去皮，切小块；香菇洗净切粗丝；芹菜洗净切细末。

②锅中放适量食用油烧热，放入处理好的虾干、香菇丝爆香，再加入肉末拌炒，加入芋头，拌炒均匀，最后加盐、胡椒粉调味，盛出待用。

③电饭锅中加水，放入大米和薏米，以及炒好的食材，调至"煮粥"挡，煮好后加入芹菜末、酱油，拌匀，继续焖10分钟即可。

养生功效：芋头可以提升免疫力，抗癌能力强，配合其他食材还可以开胃生津、滋阴益气，既能为身体补充均衡的营养，又能增强身体抗病能力。

蓝莓山药球

原料：山药250克，牛奶10毫升，蜂蜜10克，蓝莓酱10克，盐少许

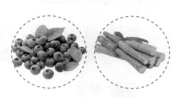

🍲 **做法：**

①山药洗净，去皮，切小段，放入蒸碗中。

②蒸锅中注入适量清水烧开，放入处理好的山药，中火蒸10分钟，取出。

③用勺子将蒸熟的山药压成泥状，加少许盐、牛奶，搅拌均匀。用手将山药泥团成一个一个的球，摆入盘中。

④取一小碗，倒入蓝莓酱、蜂蜜，搅拌均匀，将调好的蜂蜜蓝莓酱淋在山药球上即可。

养生功效：山药富含蛋白质、矿物质，能够为人体提供营养，可以健脾益胃、补充体力、降血糖等，是"理虚之要药"，能滋补强身，适合脾虚泄泻、肺虚咳嗽、肾虚尿频者食用。

红薯姜糖水

原料：红薯200克，大枣5个，老姜1小块，红糖10克

🍲 **做法：**

①红薯洗净，去皮，切成滚刀块；老姜洗净，切成丝；大枣洗净，去核，一切为二。

②砂锅中注入适量清水，放入处理好的红薯、大枣、姜丝，大火煮开后转小火煮约40分钟。

③加入红糖，搅匀，续煮约10分钟即可。

养生功效：老姜可以解表散寒、温中止呕、养胃暖宫，对风寒感冒有疗效；红糖则能祛风散寒、活血化瘀。本品适合女性和体寒者。

芝麻酱拌菠菜

原料： 菠菜300克，熟花生米50克，芝麻酱10克，盐、生抽、香油、食用油各适量

做法：

①菠菜洗净，撕成长段；熟花生米用擀面杖碾碎。

②锅中注入清水煮沸，加少许盐、食用油，放入菠菜，焯约2分钟，捞出沥干。

③碗中倒入芝麻酱，加少许盐，朝同一方向搅动，边搅边加少许凉开水，调匀，然后淋入生抽、香油，搅拌均匀。

④将菠菜摆入盘中，淋上调好的芝麻酱汁，撒上花生碎，食用前拌匀即可。

养生功效： 菠菜含有丰富的胡萝卜素、维生素C、维生素E、钙、磷、铁等多种营养物质，具有解热毒、通血脉、利肠胃之功效，加上钙含量很高的芝麻酱，本品能清热解毒、活血健胃。

牡蛎芦笋豆腐汤

原料： 牡蛎200克，芦笋100克，豆腐150克，葱花、盐、胡椒粉各少许，高汤适量

做法：

①牡蛎肉放入碗中，加盐抓匀，去杂质，再用清水冲洗干净；豆腐切小块；芦笋洗净，去老皮，切段。

②锅中注入适量清水烧开，放入处理好的牡蛎，余烫一下，捞出。

③砂锅中倒入高汤、适量清水，放入牡蛎、豆腐、芦笋，煮至食材熟，加入盐、胡椒粉调味，撒上葱花即可。

养生功效： 牡蛎富含牛磺酸，能促进神经系统的生长发育、细胞分化，可以增强中老年人的记忆力；锌含量较高，能提高细胞免疫功能，增强免疫力；丰富的不饱和脂肪酸能降低血中胆固醇和三酰甘油含量，可以防治高脂血症。搭配有暖胃、润肺、止咳、利尿功效的芦笋，本品对中老年人提升免疫力、增强抗病能力、保护肝脏有很好的作用。

鹌鹑蛋烧南瓜

原料： 南瓜250克，鹌鹑蛋10颗，生姜3片，葱1段，盐、冰糖、老抽、食用油各适量

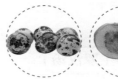

做法：

①南瓜去皮、瓤，切小方块；鹌鹑蛋剥去外壳。

②锅中注入少许食用油，冷油下入冰糖，搅动至深琥珀色，放入处理好的鹌鹑蛋，翻炒片刻，下入南瓜块继续翻炒，加入姜片、葱段炒香。

③加适量开水没过食材，淋入老抽，转中火稍煮片刻，大火收汁，加适量盐调味即可。

养生功效： 鹌鹑蛋的胆固醇含量比鸡蛋低，很适合中老年人以及高血压、肥胖症患者食用，同时又富含维生素B_2、卵磷脂、蛋白质、铁元素等，可以补虚养颜、保护视力、预防动脉硬化。搭配南瓜食用，更加养护肠胃。

包菜粉丝

原料： 包菜300克，粉丝70克，洋葱15克，胡萝卜20克，姜片、盐、胡椒粉各少许，蚝油、食用油、香油各适量，高汤适量

做法：

①粉丝用温水泡软，沥干待用；包菜、洋葱洗净，切细丝；胡萝卜洗

净，去皮，切细丝。

②锅中加食用油烧热，放姜片、洋葱爆香，再放入胡萝卜丝，翻炒均匀，倒入包菜丝，加盐、蚝油、胡椒粉调味，翻炒至包菜变软。

③最后放入粉丝，倒入适量高汤，搅拌均匀，调至中小火略煮一会儿，大火收汁，淋入香油炒匀即可。

养生功效： 包菜含有优质蛋白、纤维素、矿物质、维生素等，具有很强的杀菌消炎作用，对咽喉肿痛、胃痛等病症有不错的治疗效果；还含有"溃疡愈合因子"，能加速胃溃疡创面愈合。

养生罗汉汤

原料： 黄花菜（干）15克，木耳（干）15克，芹菜25克，黄豆芽100克，冻豆腐50克，盐少许，香油适量

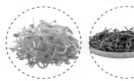

做法：

①将黄花菜、木耳洗净，提前用清水浸泡1小时，捞出沥干；芹菜洗净，切成段；黄豆芽洗净；冻豆腐切成块。

②砂锅中加入适量清水，放入木耳、黄豆芽、冻豆腐，中火煮25分钟。

③然后放入处理好的黄花菜、芹菜，继续煮10分钟，加适量盐调味，淋入香油即可。

养生功效： 木耳富含膳食纤维、胶质、维生素K及木耳多糖等，不仅可以养胃润肠，还能降低血液黏稠度，防治血栓、动脉硬化、心脑血管疾病。加上可以清热利湿、健脾养胃的黄花菜等其他食材，可以解忧安眠、补充体力，增强抗病能力。

酸梅汁蔬菜拌菜

原料： 西蓝花40克，花菜40克，胡萝卜40克，平菇40克，紫甘蓝15克，盐、食用油、酸梅汁各适量，味噌酱1小勺

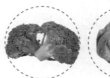

做法：

①西蓝花、花菜洗净，撕成小朵；胡萝卜洗净，去皮，切片；平菇洗净，去根，撕成小朵；紫甘蓝切丝。

②锅中注入适量清水烧开，加少许盐、食用油，放入处理好的西蓝花、花菜，焯两三分钟，捞出。再将平菇、胡萝卜放入沸水中，焯至熟，捞出沥干。

③取一大碗，放入所有焯好的食材、紫甘蓝丝，加入味噌酱、酸梅汁，充分拌匀，装盘即可。

养生功效： 甘蓝含有丰富的维生素C、维生素E、B族维生素及花青素和纤维素等，可以保持皮肤健康；平菇能改善新陈代谢，增强体质，调节自主神经，具有补虚、抗癌的功效。再搭配其他食材，既能补充营养，又可以增强免疫力。

中老年常见癌症的对症食谱

针对生活中有些中老年人群高发、常见的癌症，应及早在饮食上做到防癌，患癌人群更要注重日常生活中的对症食疗。只有了解了科学合理的饮食原则，才能更好地防控病情、促进恢复、增强免疫力。

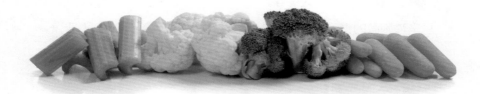

胃癌

胃癌指起源于胃黏膜上皮的恶性肿瘤，50岁以上是高发人群，男女发病率之比为2∶1，北方发病率高于南方。

胃的任何部位均会发生胃癌，绝大多数胃癌属于腺癌，早期无明显症状。有些症状如上腹不适、嗳气、恶心、呕吐等，都属于非特异性症状，早期易与胃炎、胃溃疡等胃部慢性疾病混淆。

肿瘤生长至影响胃功能时才出现较为明显的症状，如疼痛、体重减轻、食欲下降、乏力等。晚期患者会出现贫血、厌食、消瘦等症状。胃癌终末期表现为严重消瘦，如皮包骨头一样。

引起胃癌的原因大多跟饮食结构有很大关系，还有工作压力大、幽门螺杆菌感染等诱发因素，因此胃癌有年轻化倾向。

中医上，胃癌又分为阳虚体质、阴虚体质，以下是根据不同体质给出的饮食保养指南。

● 胃癌饮食的宜忌

- 阳虚者宜食用猪肝、牛肉、羊肉、鸡肉、海参、鳝鱼、草鱼、鲤鱼、黄鱼、核桃、板栗、胡萝卜、红糖等。

- 阴虚者宜食用鸭肉、山药、桂圆肉、莲子、木耳、百合、莲藕、豆腐、绿豆、牛奶、大枣等。

- 忌辛辣刺激的食物，坚持清淡少盐的饮食习惯。吃饭时尽量细嚼慢咽，促进食物的消化和吸收。

● 胃癌的抗癌食疗方

香菇肉末包菜卷

原料：包菜半个，香菇25克，肉末40克，鸡蛋1个，酱油、料酒、盐、水淀粉、香油各适量

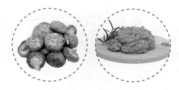

做法：

①包菜洗净，一片片剥开后下入开水锅中焯烫至断生，迅速放入冷水中浸泡片刻，再捞出沥干。

②香菇洗净，切碎丁，和肉末一起放入碗中，打入鸡蛋，加入盐、料酒拌匀，制成馅料。

③取一片包菜叶，包入适量馅料，卷起，用一根牙签固定好。将剩下的包菜叶和馅料都制成菜卷。

④蒸锅中注入适量清水烧开，放入包菜卷，中火蒸10分钟后取出，摆入盘中。将蒸菜卷时余下的汤汁倒入锅中，再加少许清水煮沸，加入酱油、水淀粉、香油收汁，淋在包菜卷上即可。

防癌抗癌功效：包菜中的微量元素钼能抑制亚硝酸盐的形成，还可以杀菌消炎，可加速胃溃疡创面愈合，预防胃癌；香菇具有健脾胃、抗肿瘤、提高免疫力等作用，适合胃癌患者食用。

肝癌

肝癌是发生在肝脏的一种恶性肿瘤，可分为原发性肝癌和继发性肝癌两大类。肝细胞或肝内胆管上皮细胞发生的恶性肿瘤属于原发性肝癌，身体其他器官起源的恶性肿瘤扩散或转移至肝脏的肿瘤称为继发性肝癌。

一般而言，肝癌的早期没有典型症状，有的会出现食欲不好、腹胀、恶心、呕吐、腹泻等消化道症状，晚期患者会出现肝区疼痛、发热、乏力等症

状。中年男性是肝癌的高发人群，男女发病比例约为3.5：1.0。

肝癌的发生与遗传、病毒性肝炎、经常食用霉变食物、自身爱饮酒等因素有关。

● **肝癌饮食的宜忌**

- 多吃瘦肉、蛋类、豆类、奶类等富含优质蛋白质的食物，但晚期肝癌应控制蛋白质的摄入。
- 多吃鲜橙汁、姜糖水、面条汤、小米粥等易消化和帮助消化的食物，切勿过凉、过热、过饱。

● **肝癌的抗癌食疗方**

猴头菇冬瓜肉片汤

原料： 猴头菇75克，冬瓜500克，猪瘦肉45克，白术20克，陈皮10克，生姜3片，盐3克

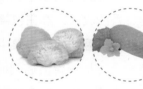

做法：

①猴头菇洗净，切成片；冬瓜洗净，留皮、瓤，切成块；猪瘦肉洗净，切成片；白术、陈皮用清水洗净。

②砂锅中注入适量清水煮沸，放入全部材料，再次煮沸后转中火煲煮2~3小时，加入盐调味即可。

防癌抗癌功效： 猴头菇具有养胃消食、抗肿瘤等功效，可保护肝脏；冬瓜具有清热解毒、利水消肿、止渴除烦等功效，适宜肝癌患者食用。

肺癌

肺癌指原发性支气管肺癌，是最常见的肺部原发性恶性肿瘤。

肺癌早期症状多为咳嗽，包括无痰或少痰的阵发性刺激性干咳。当肺癌早期侵犯邻近器官组织时，胸部就会出现不规则隐痛或钝痛，咳嗽时疼痛加重。痰中带血或咯血、呼吸困难、声音嘶哑等症状也属于肺癌早期。

肺癌并无传染性，致病因素包括吸烟、遗传、肺部病史、职业暴露、空气污染、电离辐射、饮食习惯不良等，具有一定的家族聚集性和遗传易感性。在全球范围内，肺癌的发病率、死亡率都极高，且呈上升趋势。

● 肺癌饮食的宜忌

- 宜清淡饮食，少食高热量、高脂肪、肥甘油腻等食物，可多食牛奶、豆浆、瘦肉、新鲜水果、鲜菌菇等富含优质蛋白质、维生素的食物。

- 咳嗽多痰者可以吃一些止咳化痰的食物，如白果、枇杷、萝卜、海带、紫菜、冬瓜、芝麻、无花果、竹笋等。

- 痰中有血者可以多吃茄子、豆腐、青梅、藕、甘蔗、梨、海参、莲子、海带、黑豆等食物。

● **肺癌的抗癌食疗方**

秋葵百合炒木耳

原料： 秋葵200克，水发木耳55克，鲜百合35克，盐、蒜末各少许，橄榄油适量

做法：

①秋葵洗净，切成厚片；木耳洗净，撕成小片。

②热锅中注入少许橄榄油，下入蒜末爆香，倒入木耳，翻炒片刻。

③加入百合、秋葵，炒至食材熟透，加盐调味即可。

防癌抗癌功效： 木耳富含胶质、维生素K及木耳多糖，有较强的抗凝活性，能降低血液黏稠度；百合、秋葵含有黏液质。三种食材搭配炒菜，可清肺热、滋阴润燥，缓解肺热咳嗽，适合肺癌患者。

乳腺癌

乳腺由皮肤、纤维组织、乳腺腺体和脂肪组成，乳腺癌是发生在乳腺上皮组织的恶性肿瘤。早期乳腺癌的症状并不明显，如有乳房肿块、乳房皮肤异常、乳头溢液、乳头或乳晕异常等，应引起重视，及时去医院检查。

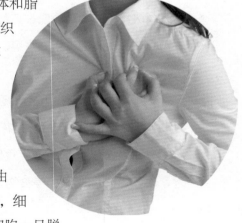

乳腺并不是维持人体生命活动的重要器官，原位乳腺癌并不致命，但由于乳腺癌细胞丧失了正常细胞的特性，细胞之间连接松散和极其容易脱落，癌细胞一旦脱落，游离的癌细胞可以随血液或淋巴液播散全身，形成转移。乳腺癌是"粉

红杀手"，女性是高发群体，女性占99%，男性仅占1%。

乳腺癌的病因尚未完全清楚，月经初潮早（<12 岁）、绝经晚（>55岁）、不孕及初次生育晚（>30岁）、哺乳时间短、停经后进行雌激素替代疗法等，均与乳腺癌发病密切相关。家族遗传也是发病高危因素，除此之外，营养过剩、肥胖、高脂饮食、过度饮酒等因素都可诱发乳腺癌。

● **乳腺癌饮食的宜忌**

- 可以多吃一些化瘀散结的食物，如海带、海藻、紫菜、牡蛎、芦笋、猕猴桃等。
- 乳腺癌患者在手术后，可食用鲫鱼、泥鳅、山药、菠菜、糯米、丝瓜、海带、大枣、橘子、山楂等食物。
- 乳腺癌患者化疗时易出现消化道反应，可饮用鲜姜汁、甘蔗汁等新鲜蔬果汁，食用木耳、番茄、白扁豆、葵花籽等食物。

● **乳腺癌的抗癌食疗方**

山楂香菇炒肉丁

原料： 山楂55克，瘦肉200克，香菇40克，姜片、盐、白糖、胡椒粉各少许，料酒、食用油各适量

做法：

①瘦肉洗净，切成丁；山楂洗净，去核，切成小块；香菇冲洗后切成丁。

②炒锅置于火上烧热，倒入食用油，下入姜片爆香，倒入瘦肉丁，淋入料酒，翻炒至变色，再加入山楂、香菇，炒至食材熟透，加盐、胡椒粉、白糖，炒匀调味即可。

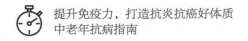

防癌抗癌功效： 山楂能活血化瘀、化滞消积、健胃消食，所富含的维生素C可以抑制癌细胞生长，对于胃癌、乳腺癌患者，以及消化不良、患有心血管疾病的人群有一定的食疗作用。

前列腺癌

前列腺癌是指发生在前列腺的上皮恶性肿瘤。前列腺癌早期一般无症状，随着肿瘤的发展，逐渐增大的前列腺腺体会压迫尿道，引起排尿困难，出现血尿、尿频、尿急、夜尿增多，甚至尿失禁。肿瘤压迫器官，会出现大便困难、肠梗阻、阳痿、阴部痛、坐骨神经痛等。

前列腺癌的发生与家族遗传因素、性活动过多、高脂肪饮食习惯等因素均有关。一般而言，男性55岁后发病率升高，并随着年龄的增长而增长，70～80岁是发病高峰期。

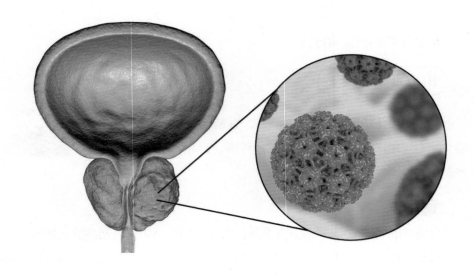

● **前列腺癌饮食的宜忌**

- 忌食羊肉，动物肾、鞭、茸等有壮阳作用的食物。
- 少食辣椒、葱、蒜、姜、桂皮、花椒等辛辣刺激性食物。
- 适当补充富含各种维生素和微量元素的蔬菜水果，如花菜、西蓝花、萝卜、菠菜、包菜、猕猴桃等。

● **前列腺癌的抗癌食疗方**

蛋黄豆腐

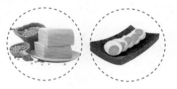

原料： 嫩豆腐300克，熟咸蛋黄2个，香葱1根，盐、料酒、高汤、食用油各适量

 做法：

①豆腐洗净，切成小块；香葱洗净，切成葱花；熟咸蛋黄加少许料酒，用勺子压碎，搅拌均匀。

②锅中注入适量食用油烧热，放入咸蛋黄，小火翻炒至起泡沫，放入豆腐，翻炒均匀，加入适量高汤，大火烧开后转中小火煮至汤汁变稠，最后加入少许盐调味，出锅前撒上葱花即可。

防癌抗癌功效： 除了易消化，豆腐中含有的异黄酮还具有促进生理功能、抗氧化、抗癌等特殊功效，是预防前列腺癌的有效食材。黄豆、豆浆等也适宜前列腺癌患者经常食用。

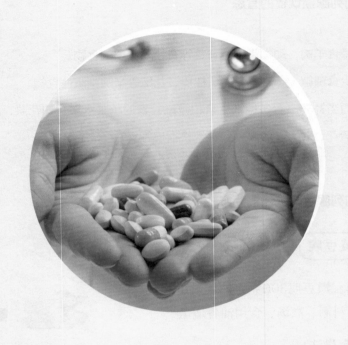

中老年属于常用药人群，但是药物不良反应的发生率却居高不下。

有的人明明只是小病小痛，通过日常调理即可改善，

非要"百药齐用"，只为了求"心安"。

这大可不必！

用药的根本目的就是缓解病痛，甚至彻底治愈。

但"是药三分毒"，确需用药时一定要遵医嘱，

切勿自行用药甚至过度医疗。

第二章
不要过度医疗，中老年安全用药指南

01 中老年属虚阳之体，受药能力差

中老年人大多属于"虚阳"之体，体内正气不足，脾胃功能衰退，受药能力差。如果身体出现不适，小病小痛最好以食疗及运动、按摩、艾灸等物理方式调理，长期坚持，一般都会有所改善；如果是一些慢性病或大病，经过物理或食疗方式治不好，或没效果后再考虑用药。

中老年人用药，应坚持平和为宜，一定要在医生指导下使用，切忌盲目吃药，尤其是一些中成药。

《寿亲养老新书》中说："上寿之人，血气已衰，精神减耗……大体老人药饵，正是扶持之法，只可温平顺气、进食补虚、中和之药治之。"中医上讲，中老年人所用药物不宜选用滋腻、壅滞、阴寒、大辛大热之品，以免损伤脾胃和气血。

至于汗吐下之猛烈治法，对于老年人尤不适宜。中老年人生病多是虚证，又常受外邪侵犯，形成虚实夹杂之症。中老年人腠理疏松，表卫不固，汗出太过，耗气伤阴，又损伤元阳，又因正气衰弱，攻邪不可太猛，太过则伤正，加速其衰老，更损伤元气，邪虽祛而正不复，也达不到治疗目的。芫花、甘遂、生川乌、生草乌、生附子、斑蝥等峻猛、有毒之品更要慎用。

此外，有一些常生病的中老年人"血气已衰，精神减耗，危若风烛，百疾易攻"，如果存在多个脏器虚弱，加上多种慢性病，过度用药治疗反而顾此失彼，欲速而不达。因此，中老年人用药应遵循安全、有效、合理，而不是因"孝亲心切，滥补猛攻"，或者"百药齐用"，为了求"心安"，却起到了相反的作用。

$\mathcal{O}2$ 慎用西药和中药

说到西药，很多人都会想到抗生素。抗生素是主要用于杀灭细菌的西药，不同成分的抗生素会产生不同的不良反应。有的中老年人对抗生素过分依赖，一有感冒、腹泻就要服用抗生素，而事实上抗生素对病毒无效，只能抑制细菌。

肝脏和肾脏是人体重要的代谢器官，长期服用抗生素会损伤肝脏和肾脏功能。大部分抗生素的不良反应就是引起胃肠功能紊乱，因为它除了杀灭病菌、有害菌，也会错杀肠道内的有益菌，引发体内菌群失调。还有一些抗生素会引发耳鸣、心悸、视物不清等不良反应。

还有的中老年人认为维生素是万能补药，没有副作用，于是就买各种维生素片来补充。其实，只要我们平日饮食均衡、不偏食，人体一般可以摄取到足够的维生素。因此，如果想要补充必要的维生素，需在医生的指导下使用，而不可自己随便服用。

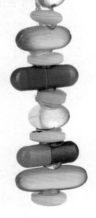

很多人得了感冒、咳嗽等小病小痛都会直接到药店买药，因不仔细看用药说明，误服、服药过量或不足、服药时间不定的情况时有发生。过量服用某些药物会引起幻觉、呕吐、心律失常、过敏等不良反应。

有些中老年人还认为，非处方药不需要那么严格服用，殊不知，非处方药用不好也会引起严重的不良反应。比如，有些非处方的感冒药含有减充血成分，服用不当会导致血压升高，高血压患者服药时就应当谨慎。

还有很多中老年人认为，中药不良反应少，会经常找一些偏方来服用。其实，"是药三分毒"，滥用中药也会引起中毒，西药和中成药也不能随意组合。中药也要在医生指导下服用。

03 中老年人的五大用药原则

肝脏是机体药物代谢的主要器官。而老年人的肝脏代谢速度只有年轻人的 65%，药物代谢速度减慢，容易发生蓄积中毒。

中老年人属于常用药人群，药物不良反应的发生率一直居高不下，所以一定要谨慎用药。下面是中老年人群用药的五个原则，尤其是老年人应注意用药剂量和给药时间间隔。

受益原则

中老年人用药的受益原则主要指明确的用药适应证，同时要保证用药的受益与风险比大于1。即使有些药有适应证，但用药的受益与风险比小于1时，也不应给予药物治疗，可选择疗效明确、毒副作用小的其他同类药物。

此外，中老年人选择药物时要考虑到既往疾病及各器官的功能情况，对有些病症可以不用药物治疗，先观察病情，适当休息。

5 种药物原则

有些中老年人身上常常存在很多病症，有时需要多药合用治疗。但中老年人用药时，一次性不能超过5种。据有关统计，同时使用5种以下的药品不良反应发生率为4%，6~10种升为10%，11~15种约25%，16~20种则高达54%。

中老年人一次性服用过多药物，药物之间会产生相互作用，各个药物产生的协同效应要么会叠加，要么会减弱，严重者可能产生严重的毒副作用。用药越多，药物不良反应发生率越高。

所以，中老年人的用药原则应明确治疗主要目标，抓住主要矛盾，选择主要药物。在治疗主要病症时，一些疗效不确切、耐受性差，以及未按医嘱服用的药物都可考虑停止使用，以减少用药数目。如果遇到病情危重，需要使用多种药物时，应遵医嘱。

小剂量原则

由于中老年人肝脏、肾脏等器官的代谢运化能力下降，除维生素、微量元素和消化酶类等药物可以用成年人剂量外，其他所有药物都建议遵医嘱低于成年人剂量。

用药时，应根据患者的年龄、健康状态、体重、肝肾功能、临床治疗指数等情况具体分析，能用较小剂量达到治疗目的的，就没有必要使用大剂量。

当然，如果病情严重，也并非要保持始终如一的小剂量。开始用药阶段应遵医嘱，之后按医嘱可以缓慢减量，这样可确保药物起效快一些，又不会给患者带来太多、太久的不良反应。

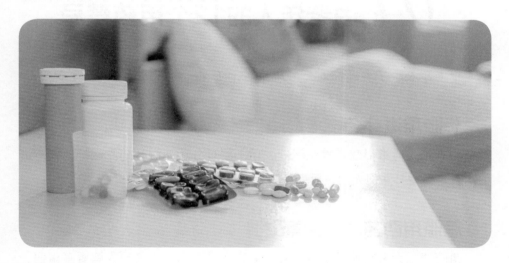

择时原则

所谓择时原则，就是选择最适合中老年人的用药时间，进而提高药物疗效，并减少毒副作用。变异型心绞痛、脑血栓、哮喘、风湿病等一些中老年疾病的发作、加重与缓解，还具有昼夜季节的变化，因此应根据实际情况，选择最佳用药时间。

比如，服用抗心绞痛药物的有效时间，应覆盖心绞痛的发作高峰时段。变异型心绞痛多在零点到六点发作，因此主张睡前用药；而劳力型心绞痛多在清晨到中午期间发作，一般在晚上用药。

暂停用药原则

中老年人用药期间还应密切观察病情变化，一旦出现躯体、认知或情志等方面的新症状，应考虑为药物的不良反应或是病情加重。前者应停药，后者则应加药。

04 中老年人的12个用药禁忌

中老年人除了要遵循五大用药原则，还有一些服药禁忌需要了解。

忌滥用滋补药

中老年人通常很注重养生保健，但不要过分迷恋滋补药。滋补药要辨证使用，盲目增补非但无功，反受其害。

忌滥用西药"三大素"

西药"三大素"就是指抗生素、激素和维生素。中老年人脾胃多虚弱，"三大素"吃多了不良反应明显，会损伤脾胃。

忌擅自增加用药剂量

有些中老年人求愈心切，为了更快地见效，不按用药说明或不遵医嘱，擅自增加用药剂量，有的虽一时有效，却致使脾胃不能承受重负，过后会反增变症。尤其是常年吃降压药的中老年人，若加大剂量，血压短时间内迅速下降，但脑血管的供血减少，血氧不足，就会发生缺血性脑卒中，出现半身不遂或休克状态，危害极大。

忌长期滥用西药止痛片

有些人常年关节疼痛，或其他部位疼痛不已，就会用止痛片来止痛。但如果长期滥用止痛片，会损伤胃肠道，引起胃出血。有的久服还会成瘾，不良反应明显。

忌迷信名贵药

名贵药不一定有效，擅自服用也不一定可以对症治疗。药不在于贵与贱，在于对症有效。

忌盲目服用抗衰老药

与其吃抗衰老药物，不如平日多研究食材，搭配合理的好食材照样能起到抗衰老的作用。而市售的抗衰老药，大部分宣传都存在夸张成分，且疗效不能巩固。治本之法，在于长期的各种调理。

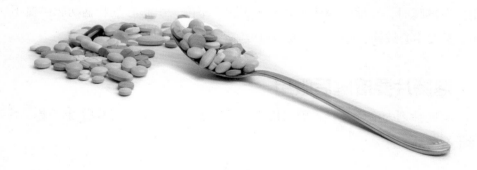

忌轻信民间偏方、秘方

有些偏方、秘方确可起到对症功效，但中医讲究辨证治疗，差之毫厘，谬以千里，还是应该去看正规医院检查，了解清楚病情之后再服用。

忌用茶水、饮料等送药

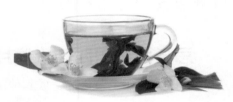

药物可溶解于茶水等，但会与茶水中的鞣酸形成螯合物，沉淀在人体内，却又不会为人体所吸收，还会导致肝脾质地纤维化。

而牛奶会覆盖胃黏膜，从而影响药物吸收。

苏打水等碳酸饮料是碱性物质，而药物大部分是酸性物质，同时服用会降低药效。

忌酒后服药

酒后服药有多种不良反应，使药效大减。抗生素、解热镇痛药、降糖药、安眠药等均不能用含酒精类饮品送服，或酒后服药，或刚吃完药就喝酒。比如，服用降压药同时饮酒，可出现低血压现象。

忌睡前服药

除了遵医嘱的特殊药物要在临睡前服之外，一般药物均不要在睡前服用。在熟睡时，其他一般药物会使血压过度下降，引起心脏及脑动脉供血不足，易发生心绞痛、心肌梗死或脑血栓等意外。

泡腾片要溶解后服用

有些片剂为泡腾片，正确服用方法是用水将药片全部溶解后再饮服，不能干吞药片。

有些药不能掰开服用

有些吞咽障碍的中老年人服药困难，会将部分药品掰开或碾碎服用，但有些药不适合掰开服用，如肠溶片、缓释片和控释片等。

05 "虚不受补"的几类人群

很多人信奉"虚则补之"，平时更是保健品不离口，其实中医上讲的补虚，需要根据不同的体质辨证施治，只有补对了，才能功效倍增、扶正祛邪。有这么几类体质的人群则是"虚不受补"，若盲目进补、滥用补药，不仅疗效欠佳，甚至可能反受其害。

阴虚之人

阴虚体质的人最容易虚不受补。阴虚体质的人往往阳气偏盛，缺少阴精，阳生热，若盲目补阳，很容易上火。

体型偏瘦、脉细、口干、眼干、睡眠差等都属于阴虚体质的表现，应该偏向滋阴食疗。

但阴虚之人可以遵医嘱用扶阳治疗方法，配伍得当也可以引火归元，达到阳生阴长的目的。

体弱之人

体弱之人多肾虚、脾虚，整体器官代谢能力也多有不足，补药稍多即不耐受，反而出现头晕、心悸、胸闷等不良反应。

日常补品多偏热，体弱之人的脾胃虚弱，补得过多容易出现脾胃积滞、中焦堵塞，较难运化，上、下、左、右的气机都会受阻，从而出现虚不受补。体弱之人，用药必须柔和、和缓。

肝郁之人

中医上认为，肝主情志，主疏泄。肝郁之人多情志不畅，容易生气。同时，心主神志，久了还会出现心火。这些人体内往往久藏郁火，补品过多反而使郁火燃烧，出现虚不受补。

痰湿阻滞之人

痰湿之人，体内痰浊胶着，阻气伤阳，也会出现虚的情况，单纯地一味补气、补阳只会加重痰浊瘀滞，越补越不舒服。对于痰湿阻滞之人，要先祛痰，才能进补。

瘀血阻滞之人

瘀血日久，血中郁热，如果盲目进补，可能有出血状况，比如牙齿、皮肤等处，严重者会出现尿血、脑出血等问题。

尤其是患有动脉硬化、心脑血管疾病、糖尿病等的中老年患者，血管功能薄弱，可进补一些改善血管功能的食材，少用中药补剂。

06 心情舒畅也是一种"良药"

现在很多常见疾病，大到癌症、肿瘤、高血压、乳腺肿痛，小到月经不调、营养不良、失眠，很多都属于"生活方式病"。长期不良的生活习惯、心情不舒畅，聚积到一定程度就会引发疾病恶化。

《黄帝内经》中说道："人有五脏化五气，以生喜怒悲忧恐。故喜怒伤气，寒暑伤形，暴怒伤阴，暴喜伤阳。"这句话的意思就是，大自然界的寒暑伤的是人体的皮毛筋骨，而情志不畅则伤的是人体的五脏。

我们体内每天都会产生代谢后的有害物质、癌变的细胞，也会经常受到外界细菌、病毒的侵犯。除了这些外感病因，还有"七情内伤"引发的健康问题。七情包括喜、怒、忧、思、悲、恐、惊，又分属于五脏，称为"五志"，即心在志为喜，肝在志为怒，脾在志为忧（思），肺在志为悲，肾在志为恐（惊）。由此可见，七情所伤往往导致脏腑受累，怒伤肝、喜伤心、思伤脾、悲伤肺、恐伤肾。

既然长期不良的负面情绪可以致病，那么快乐的情绪就可以防病、治病。我们常常发自内心的快乐，保持平和的心态，用积极的心态面对生活，少些争吵和焦虑，遇事镇定自若，冷静地对待烦心事，时间长了，自然胸怀放开，身心健康，脏腑不受其累，运行更顺畅，各种病痛也会悄悄离去，所以说，快乐才是最好的药！

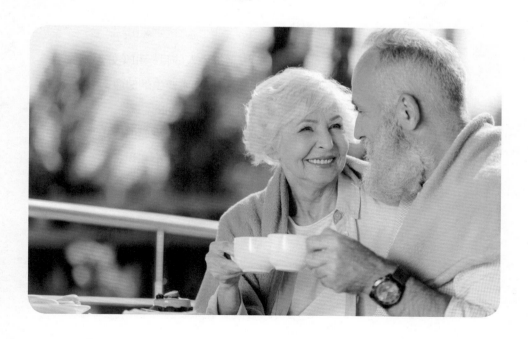

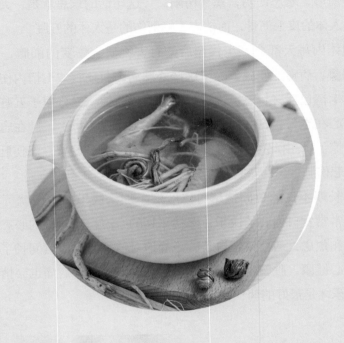

进入中老年时期，追求长寿安康是每个人的目标和美好愿望。

免疫力伴随人的一生，也影响每个人一生的健康，

虽是天生，但也并不是不能改变的，

后天的调养对于提高人体免疫力有着至关重要的作用。

本章精选了98条中老年日常养生防病小知识，

轻轻松松提高免疫力！

第四章
98 条中老年养生防病小知识

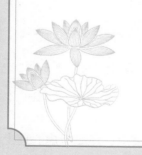

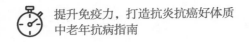
1. 你进入中老年年龄段了吗

到底多少岁才算进入中老年阶段？活到多少岁又算是长寿呢？由于各个国家人均寿命的差异，因此关于中老年年龄段的划分也有所不同。

世界卫生组织（WHO）对中老年阶段的划分标准是：

- 45~59 岁属于中年；
- 60~74 岁属于准老年，或称为老年前期；
- 75 岁以上属于老年；
- 90 岁以上的属于长寿老人。

而我们国家关于中老年阶段的划分标准是：

- 45~59 岁为中年，又称为老年前期；
- 60~89 岁属于老年，或称为老年；
- 90 岁以上的均属于长寿老人；
- 100 岁以上的称为百岁老人。

中老年人不仅要面临生理功能上的衰退，还要考虑心理上的改变。生理年龄代表着人的生命活力，取决于人的生活、饮食方式，以及健康状况；而心理年龄并不一定与实际年龄完全相符。有的人少年老成，心理成熟稳定、老成持重；而有的人则童心未泯，更喜欢潇洒自如地生活。因此，中老年注重抗病抗衰养生，不仅要保持生理康健，还要注重心理健康。

2. 身体自然衰老的征兆，你感受到了吗

当你开始步入中老年阶段，也许心理上觉得离衰老还很遥远，但可能已经感受到了身体衰老的征兆。其实，每个人到了一定年纪，面临自然衰老是不可避免的事情。

消化系统老化

中老年人的消化系统从结构到功能都开始衰老与退化，消化、吸收、排泄等功能出现显著下降。比如牙齿松动或脱落，咀嚼乏力，味觉降低，唾液分泌减少，以及胃肠功能减弱，食物消化慢、排空功能弱化，便秘、腹胀等。

只要及时改善自己的生活习惯，就可以轻松应对消化系统老化，保持身体健康。

心血管系统衰退

中老年人的心血管系统老化主要表现在心肌萎缩、血管硬化等方面。运动时心率明显降低，恢复时间也变长。如果承受过大的体力负荷，容易出现心肌耗氧量过度增加，冠状动脉血液供不应求，以至心律失常，甚至心搏骤停。

呼吸系统功能减退

随着年龄的增加，中老年人呼吸系统的生理功能也会不断下降。比如出现鼻黏膜萎缩、咽喉黏膜的退行性萎缩等，这都会导致呼吸道对有害物质刺激的防御性降低，容易引起下呼吸道损害，慢性支气管炎的发病率也随之上升。

与此同时，肺部血液减少，心脏输出的血液量也明显减少，导致出

117

现肺活量降低、供氧量不足、血压升高等身体不良状况。

神经系统受损

中老年人的大脑发育已过鼎盛期，合成脑蛋白质的核糖核酸在神经组织中处于停滞状态，神经传导速度减慢，听觉、视觉、触觉和敏感性都开始降低，记忆力下降，注意力不够集中，动作协调性差，入睡难且容易惊醒。

内分泌系统衰老

人体的内分泌系统是由内分泌腺和遍布于各器官的内分泌细胞组成的，如甲状腺、肾上腺、胰腺、性腺等，与神经系统一起，共同调节人体的生长、发育和代谢。

中老年人的内分泌系统衰老主要表现在腺体萎缩、血供减少、功能减退，最明显的就是生殖能力的丧失和应激反应能力的下降。其中女性的性腺改变很大，会出现更年期综合征。此外，创伤的恢复能力也会下降，还会出现怕冷、皮肤干燥、脱发等现象。

骨骼和肌肉系统衰退

随着中老年人代谢逐渐缓慢，骨骼和肌肉系统也会出现衰退，比如骨质疏松、骨皮质变薄、骨纹理减少、骨骼弹性和韧性降低、肌肉萎缩、肌力减退、关节软骨萎缩、骨质增生等，还会有腰酸腿疼、体重和身高降低的情况。

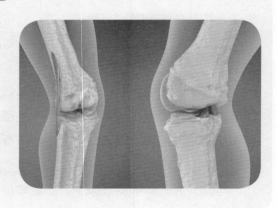

3. 中老年人面临的心理变化

中老年人除了要关注生理功能的衰老和退化，还要及时发现自己的心理变化。

情绪低落

有些中老年人不愿面对衰老，因为自己身体的一些器官功能明显衰退而整天情绪低落、郁郁寡欢。有的人则因为自己失去了社会的认可，存在感减少，出现闷闷不乐的消极情绪。

性格改变

有些中老年人退休后无所事事，或社交活动减少，男性多变得邋遢、不修边幅，女性出现敏感多疑等心理问题，有的人更是变得不讲理、较难沟通、孩子气等。

孤独、抑郁

孤独寂寞、抑郁情绪是中老年人很常见的心理特征。有些老年人退休后若有所失，若加上配偶早亡、子女各奔东西，就更加感到孤独和寂寞，整天忧心忡忡。有的老人因为身体不适，不愿参加社交活动，久之很容易产生孤独感。

面对死亡

有的中老年人对死亡看得比较开，对待未来将要面对的死亡较为平静，平时也坦然处之。而有的中老年人，一时无法面对自然衰老的问题，往往会吃各种保健品来延缓衰老，害怕面对死亡，长期忧虑反而使健康更受其害。

4. 中老年人抗病抗衰需坚持"五勤"

勤运动

坚持适当有规律的运动锻炼，可以增强体质、延年益寿，是中老年人抗病抗衰老的根本。运动还能促进全身气血流畅，为大脑输送足够的血液，有助于增强记忆。比如慢跑、健走、游泳、做瑜伽、打太极拳等有氧运动都比较适合中老年人。

勤学习

中老年人要保持勤用脑的习惯，有助于增强记忆力、抗衰老。比如勤读书报、看电视、听广播，了解国内外大事，跟上时代发展的步伐。还可以参加摄影、瑜伽、跳舞、唱歌、乐器等各种学习班，不仅可以交友，还能使晚年生活丰富多彩，做到老有所为、老有所乐。

勤用脑

中老年面临的自然衰老自然包括大脑的衰退，俗话说"流水不腐，户枢不蠹"，多去做一些用脑的事情，多研究、多动脑筋，保持大脑活跃，可防止思维变得迟钝。

勤动嘴

很多中老年人气血虚亏，又不爱与人交往，就变得少气懒言、不爱说话。其实我们说话时的一举一动都牵涉到脑神经，爱笑爱说话的中老年人，情绪更愉悦，也会对大脑产生积极影响，人看上去也会更有精神。

勤洗换

中老年人新陈代谢减缓，皮肤干燥，加上活动量小，虽然没必要天天洗澡，但也要注意勤洗澡、勤换衣，以保持皮肤清洁、汗腺畅通，顺利排泄体内的废物。

5. 体质决定寿命，根据个人体质来养生

我们常常听到要根据个人体质来养生，那么体质是什么呢？

体质是人体生理、心理、形态、情绪、性格等多种因素形成的综合体，既能反映这个人的形态、生理、病理特征，又能了解其精神、心理特点，不但影响着身体健康，也关系着寿命。

体质的分类有很多，考虑到平日食疗养生的实用性，在这里就把体质分为偏阳体质、偏阴体质和阴阳平和体质。

偏阳体质

偏阳体质的人，阳气盛，阴气虚，喜凉怕热。

体形多偏瘦，有的偏瘦但结实；精力旺盛，性欲较强；消化吸收功能强，喜凉不喜热；面色、唇偏红，舌苔薄黄，脉多滑数。

偏阴体质

偏阴体质的人，体内阴气偏盛，阳气偏虚，喜温畏寒。

体形多偏胖，比较羸弱，易疲劳；手足冰凉，怕冷；反应迟钝，性欲较弱；消化吸收功能差，喜温热食物，大便稀、不成形，小便清长；脸色、唇、舌偏白，脉多迟缓。

阴阳平和型

阴阳平和型是较健康的体质，较少生病，恢复快。

体形适中，身体较强壮；睡眠质量好，精力旺盛；消化吸收好，大小便通畅正常；脸色红润，舌色淡红、苔薄白，脉和缓有力。

偏阳体质和偏阴体质都是阴阳不协调的体质，易感外邪而得病，需要调理，最终达到体内阴阳的平衡。我们平时养生的根本就在于辨清体质，再选择适合自己的养生方法。

6. 顺应四季，滋养五脏

大自然有春、夏、秋、冬四季变化，对应着春温、夏热、秋凉、冬寒，也构成了春生、夏长、秋收、冬藏的生长规律。中医养生遵从的是人与自然的和谐相处，人体五脏的生理活动也要适应四季阴阳的变化，保持协调平衡。

春季养肝

春季万物复苏、生发，五行属木，与五脏中的肝相应，是养肝的好季节。酸味入肝，可以适当吃一些酸味的应季蔬果，如李子、杨梅、菠萝等。另外，倒春寒的余威仍在，日夜温差较大，春季养生要以"生发"为主，培育阳气，在阳光明媚的时候多出去走走，多晒太阳，舒展筋骨，促进人体的新陈代谢，有助于祛除体内湿气。

夏季养心

夏季骄阳似火，湿热连绵，五行属火，与五脏中的心相应，容易心烦气躁，因此夏天以养心安神为主。苦味入心，可适当吃一些应季的苦味食物，如苦瓜、莲子等。

　　夏天的7月是长夏，五行属土，与五脏中的脾相应，还应养脾祛暑热。甘味入脾，可以适当吃一些甘味食物，如南瓜、山药、土豆等。此外，夏季贪食寒凉之品容易伤脾胃，可以吃一些清解暑热、补充阴津的食物健脾养胃。

　　春夏均可助阳气生发，偏阴体质的人正好利用春夏阳气生发的好时机，多去户外晒太阳、运动，饮食温性，以助阳气生发，莫要贪凉，少吹冷气，少食凉食，以免损伤阳气。偏阳体质的人应避免阳气过盛，应多吃凉性滋阴的蔬果。

秋季润肺

　　秋季天气转凉，五行属金，与五脏中的肺相应，要注意润肺。辛味入肺，可以适当吃如葱、蒜、辣椒、胡椒等辛味食物，以宣发肺气。但秋季干燥，过燥会伤肺，可以再搭配如梨、百合、银耳等润肺的食物。

　　秋季"阳消阴长"，要保养体内的阴气，不要急于"贴秋膘"，不宜吃太多高蛋白、高油脂的食物，加重胃肠负担。偏阳之人在这个时期可以通过食疗滋阴润燥，多吃白萝卜、胡萝卜、豆腐、甘蔗、柿子、香蕉、菠萝、梨、蜂蜜、银耳等清热甘润的食物。

冬季滋肾

　　冬季天气寒冷，五行属水，与五脏的肾相应，应注意补肾。咸味入肾，可以适当吃一些咸味食物，如海鲜、海带、紫菜、牡蛎等。冬季是一年中阴气极盛、阳气始生的转折点，偏阳体质的人可以抓住这个滋阴时机，多吃一些枸杞、山药、黑豆、黑米等滋阴补肾的食物。

7. 夏季小心患上空调病

夏季人的毛孔、腠理是开泄的，容易使湿邪气乘虚而入。空调病的主要症状就是身体发冷、疲倦无力、食欲不振、头痛、腹泻、神经痛、焦虑不安等，抵抗力弱的中老年人是高发人群。

许多上了年纪的老年人承受不了冷热交替刺激，长期待在冷气房中，会过分耗散阳气，导致寒邪入侵，很容易患上空调病，出现落枕、面瘫，甚至中风等问题。

另外，夏天久吹空调，空气流动性也差，导致细菌、病毒等微生物不断滋生，中老年人易出现鼻塞、头昏、打喷嚏等感冒症状。

当然，如果天气实在炎热，也要小心中暑。适当吹空调，调整到适宜的温度，最好控制在27~28℃。开冷风的时候，空调口不要直接吹向人体。白天使用空调的房间要注意通风。

8. 室内常保持通风

当人上了年纪后，呼吸系统的功能逐渐减退，如果室内通风不良、空气污浊，会增加呼吸道疾病传播的机会，还会出现头晕、疲倦、食欲减退等症状。室内经常通风换气，能使空气保持清新，有利于身体健康。

天气好时，可以经常打开窗户，让新鲜的空气进入室内，增加室内氧气含量。同时，空气、温度的变换还可以促进皮肤血液循环，加快汗液的蒸发和热量的消散，使人感觉舒适。

可购买空气净化器，有效滤净空气中悬浮的细菌、病毒和各种微小粒子，改善室内空气质量，创造一个舒适、健康的呼吸环境。

9. 白细胞降低是什么原因

一方面，可能是人体衰老引起的。随着人体自然衰老，机体器官整体功能会出现不同程度的衰退，造血细胞的功能也会下降，中老年人就会出现白细胞减少的现象，有时还会伴随红细胞和血小板生成的减少，这是一种生理性现象。

另一方面，白细胞减少症是许多中老年人常见的一种疾病，机体免疫力下降后，经常出现细菌或者病毒感染，也会引起白细胞降低。建议到当地正规医院就诊，在医生的指导下进一步检查。

10. 抗癌津液"唾液"减少分泌怎么办

我们常说的口水，也就是唾液，在中医上又称为"津液""甘露""玉泉""天河水"等。不要小看这不起眼的口水，它对人体养生保健可是益处多多。

人体的唾液是由唾液腺分泌出来的，经胃肠道吸收入血液。每天吞咽自己的唾液可以起到湿润口腔、杀菌等作用，还可以美容延寿，更有着神奇的抗癌效果。

唾液99%以上的成分是水，但就在剩余的1%里，包含钾、钠、钙、磷等多种矿物质和500多种蛋白质，可以消除身体内部的超氧自由基，而这种物质便是癌症发作的主要诱因之一。在吃东西时充分咀嚼食物，让口水和食物完全融合后吞下，可以最大限度地清除身体内部的超氧自由基，抗癌效果更佳。

"气是续命芝，津是延年药。"一般体质强健的人，口水分泌比较旺盛，而年老体弱者就会出现口水分泌不足，表现为口干舌燥、皮肤干枯、面部失去光泽、便秘等情形。

唾液分泌减少怎么办？可以通过口腔运动、多喝水、吃酸性食物等方法来改善，通过补充水液、刺激口腔内神经，从而产生大量唾液。

11. 胆固醇并不是坏东西，不是越少越好

血液中胆固醇含量过高是导致高血压和高血脂的重要原因之一，很多中老年患者对胆固醇有偏见，认为其有百害无一利，再也不吃含胆固醇的食物。其实，胆固醇并不是坏东西，人体需要适量的胆固醇，用于运输血脂、合成维生素D和胆汁酸等。

人体中的胆固醇有两个主要来源：一是自身肝脏合成，所占比例远远大于外部摄入的，每天产生约1000毫克；二是通过食物摄入，每天摄入300~500毫克，只占少部分。

虽然人体合成的胆固醇远远大于从食物摄入的胆固醇，但这并不代表我们可以完全不摄入胆固醇。如果我们的食物中缺乏胆固醇，人体就会自动合成更多的胆固醇，那么体内的胆固醇代谢就失去了平衡，反而会导致各种慢性疾病。

胆固醇广泛存在于动物体内，脑、神经组织中的含量最为丰富，肾、脾、皮肤、肝、胆中的含量也不低。我们只要减少食用猪肉、动物肝脏等胆固醇含量高的食物的频率和量，就不会过多摄入胆固醇。

12. 多静养，少操劳

中年人一般还未到退休年龄，正是拼事业的时候，但要注意劳逸结合；而进入老年以后，就不能过于操劳了，要懂得身心休养，保持休闲的养生生活状态。

对于现代社会的老年人来说，退休后卸掉了工作的压力，却挑起了养育

孙辈的重担。如果非要为子孙分担养家糊口的重担，或自己就是闲不住，可以找一些轻松点的工作来做，不宜做耗费体力的重活。一旦造成身体不堪重负，疾病丛生，反倒给子女造成额外的负担，要是得了大病更是得不偿失。

进入老年时期，拥有健康的体魄才是最重要的。如果仍然坚持忙碌劳作，只会加重身体的负荷，不如看开一些，多静养，少操劳，颐养天年。

13. 告别宅家，多出去交友

很多老人宁愿天天在家守着电视，也不愿意下楼去散散步，多结交一些同龄的朋友，参与丰富的老年活动。

有些人上了年纪后，身体多病，就不愿意出门活动，守着空荡荡的家，几乎与世隔绝，情绪也很容易低落、抑郁。

有封闭心态的人，不愿与人沟通，人也会渐渐变得消极，甚至还会造成多种心理疾病。

老年人虽然行动不便，但还是要多去外面走动，主动与他人交往，多关心帮助他人，建立新的人脉，尽快融入新的环境之中，为自己培养一两样兴趣爱好，消除失落感、孤独感，这样才会有快乐的晚年生活，有益身心健康而得以延年益寿。

14. 保持午睡，好睡眠才有好身体

"养生之诀，当以睡眠居先。睡能还精，睡能养气，睡能健脾益胃，睡能坚骨强筋。"每个人都离不开睡眠，睡眠对于中老年人养生健康的重要性不言而喻。

然而，很多中老年人有严重的睡眠问题。如何更好地睡觉呢？

民间有睡"子午觉"的说法，即子时（23：00～1：00）和午时（11：00～13：00），人最好处于睡眠状态，有利于养生。

子时的睡眠比较好保证，中老年人一般都可以在这个时间入睡。但是午时的午睡就不一定能保证，有的人没有午睡的习惯。其实午睡不一定非要睡着，哪怕小憩躺一会儿，也比完全不休息要精神得多。但是午睡时间不宜超过1个小时，否则晚上容易失眠。

15. 床品怎么选择

除了选择好睡眠时间，舒适的床品对睡眠也是至关重要的。中老年人的腰椎逐渐开始老化，骨质也出现疏松，很多人还有腰肌劳损、腰椎间盘突出、腰腿痛等病症。如果身体不能得到充分休息，颈椎、腰椎疼痛会变得更厉害。

床的高矮要便于人上下床，最好按照南北方向，不要靠墙摆放，以方便两边上下床，行动不便的老人还应配备扶手与床护栏。床垫的软硬要适中，过软容易凹陷而引起腰疼，太硬又易导致血管受压。

被褥的选择要看柔软度和透气性。棉花被性价比最高，价格合适，天然柔软，特别适合对化纤产品过敏、有气管或哮喘类病症者使用；羽绒被柔软有弹性，回弹性较好，使用时格外干爽和舒服；羊毛被的保暖性不错，吸湿也透气；天然蚕丝被价钱高，富含纯天然动物蛋白，具有很好的亲肤性。总而言之，冬天的被子和床单要柔软、透气、舒适，夏天的被子、床单要轻薄、透气、凉爽。

软硬适中的枕头可让颈椎更舒适，缓解疼痛，符合身体曲线。枕头高度以6～13厘米为宜，过低容易使血液流向头部，刺激大脑，影响睡眠，引起眼肿，过高会造成颈部、肩部肌肉僵硬酸痛，睡觉时容易打呼噜。

平时还要勤洗晒被褥，被褥用久了会残留一些人体的皮屑、汗液和油脂等，滋生细菌和螨虫。因此应勤洗晒被褥，每隔2周到1个月就要在阳光下暴晒一次，可以利用紫外线灭杀细菌和螨虫，还可以让棉絮膨胀变松，睡觉更舒服。

16. 房事要适度

适度愉快的房事有益于男女身心健康，但如果身体不适或体力不足还要执意行房，则会损害身体，甚至折损寿命。因此，房事问题应当以顺其自然为原则，根据双方的身体状况来决定行房的频率，不必勉强。

有些人认为，人老了之后就应该断绝行房，其实这要根据自身情况来定。中老年人随着年龄的增长，肾精亏耗，肾气衰减，性功能也会逐渐减退，这是一个自然的过程。

人到中老年，保持适度的性生活也是一种养生方法，强行压抑性欲反而伤身。但行房要适度，不要过度兴奋和过急行动，以免增加心脑血管负担。房事后应静躺一会儿，喝杯温水，以恢复消耗的体能。

17. 避免运动过度

每天坚持锻炼身体，有益于增强体质，但中老年人锻炼的方式和运动量要因人而定。

每次运动时间尽量不要超过1小时，以免造成身体的过度疲劳。可以选择太极拳、气功、慢跑、健走、瑜伽、游泳等柔和、缓慢的运动，如果患有肺气肿、动脉硬化、冠心病、糖尿病等疾病，则以散步为主，以免发生意外。

早上锻炼时要及时查看天气状况，如果湿气过重，应等湿气消散后再去运动，以免寒湿侵入身体。一般晨练的时间可在太阳初升后，时间太早的话，光线不明，湿气大，气温也比较低，容易摔倒或受凉，从而诱发感冒、心绞痛、心肌梗死或脑卒中（中风）等疾病。

晨练前还应当适量进食，休息片刻再去锻炼，以免引起低血糖，出现头晕、目眩，甚至昏厥。

18. 晨起后可用冷水漱口

睡觉时整夜呼吸，浊气上升，满口都是黏腻之物，晨起后漱口可去浊气，而生清新之气。

漱口若用温水，可简单除去牙垢。牙齿有病，通常是由脾胃之火所致，若用冷水漱口形成习惯，可以起到固齿、消脾胃之火之效，预防及消除牙病。

《抱朴子》中有"有牢齿之法，早朝叩齿三百下为良，行之数日，即便平愈"的说法。洗漱后，上下排牙齿相扣三百下可以使牙齿牢固。

此外，刷牙不要用硬毛刷，会伤到牙龈，可以用软毛牙刷。

中老年人的牙齿也会逐渐老化、松动、脱落，建议每半年去医院检查一次，及早了解自己的口腔问题。

19. 背部多晒太阳更健康

清代医家曹庭栋在《养生随笔》中写道："脊梁得有微暖，能使遍体和畅。日为太阳之精，其光壮人阳气，极为补益。"背向日光而坐，脊椎上有很多人体的重要穴位，被太阳晒得暖和时，全身血液也会更加流畅，身上都会暖和舒适起来。

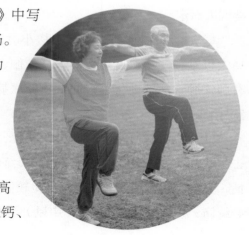

阳光能刺激身体的造血功能，提高免疫能力，改善体内糖的代谢，促进钙、

磷代谢和体内维生素D的合成，有效促进血液循环，还可以杀灭空气中的细菌，增强皮肤抵御外来细菌的能力。

无论是夏天吹多了空调冷气，还是冬天天气寒冷导致身体受寒，都可通过晒太阳来驱寒湿，补充人体阳气。夏天晒太阳尽量选择阳光不是太强烈的早晨或傍晚，冬天晒太阳要尽量选择阳光强烈的中午或午后，并注意避免受风寒。晒太阳时注意不要选在空腹、饱腹或疲劳时，否则容易导致人头晕目眩，甚至出现晕倒、休克等症状。

20. 根据天气及时增减衣物

有些中老年人觉得要多受冻，提高身体的抗寒能力，身体会更好。殊不知，年龄不饶人，机体老化后，抗寒能力也会减弱，遇到气温骤然降低，若不及时添衣服，强撑到最后就会感冒生病了，给自己和家人带来麻烦。

还有的中老年人怕冷，觉得要多捂捂，即使天气高温炎热，依然里三层外三层地捂着，如果睡觉时室内炎热无比，很容易发生中暑问题。

所以，应考虑自身的特点，并根据天气情况及时增减衣物。

中老年人选择衣物时可以遵循以下原则：

- 材质要轻、软，中老年人体能变差，若衣物较重会增加身体负担。

- 衣物要宽松，尤其是领口、腰身、袜口、袖口部位，不仅方便更换，更重要的是有利于全身的血液循环和呼吸顺畅。

- 要注意关节的保暖。尽量选择对襟的毛衣、卫衣，便于穿脱。

- 夏天多穿浅色衣服，减少吸收阳光的热量而不至于出太多汗；冬天尽量穿深色衣服，可以吸收更多的热量，有利于保暖。

21. 鞋子舒适才会更轻松

中老年人的脚部肌肉和韧带会逐渐衰老，足弓弹性变差，负重能力大大下降，所以站久或走多了就会出现足、踝、膝、髋和腰部疼痛。因此，中老年人的鞋子应注重舒适性和安全性。

鞋子要透气，尤其是闷热的夏天，脚很容易出汗，不透气的鞋子穿着走久了很不舒服。而且脚越潮湿，人体散失热量越快，如果在秋冬季节就很容易着凉。冬季的鞋子要保暖，不是说要密不透风，而是既要注重保温，又要透气排湿，使脚部始终保持舒适的感觉。

选购鞋子最主要的是合脚，大小宽窄适中，否则脚容易疲劳。试鞋时，脚趾前要预留0.7~1.0厘米的空间，以免脚趾受到挤压。前部较窄的鞋子，不仅走路不舒服，穿久了还容易造成脚部畸形。

中老年人的反应能力下降，骨质强度也降低，最忌滑倒。所以选鞋子时，鞋底的防滑性要好，尽量选择带防滑纹鞋底的鞋子，可以避免滑倒。

中老年人的机体协调能力较差，平底鞋虽然轻便，却不利于负重和行走，且抗震性较差，容易感到疲倦酸痛，因此最好选择略带足跟、鞋底稍大一点的鞋子，可以有效减震，预防足跟痛，还能控制身体的稳定性，避免滑倒。

22. 避免烟酒过度

很多中老年男性嗜烟嗜酒，抽烟喝酒就像一日三餐一样不可或缺。一时的烟酒能带来享受，长此以往却造成了他们的湿热体质，进而引起各种难以治愈的慢性病。

抽烟会损伤肺，导致全身的水液输送障碍，多余的汗、尿不能正常排泄，就会在体内聚积，形成体湿。长期饮酒也可形成湿热体质，爱喝酒的人往往会大腹便便，这是湿气下注于腹部的表现，面红耳赤则是湿气上犯面部的表现。抽烟喝酒导致的湿热积累下来，就会形成肥胖、高血压、糖尿病等慢性病。

23. 没事多泡脚有助于睡眠

脚底是各经络起止的汇聚处，人体的五脏六腑在脚上都有相映射的穴位，用热水泡脚刺激这些穴位，可以起到保健治病的作用，比如祛除肝胆湿热、消除火气、缓解失眠等。

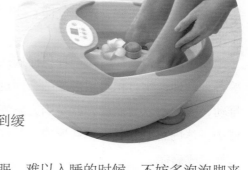

如果中老年人平时心情压抑，肝胆疏泄不畅，或睡眠不好、眼皮水肿、疲乏无力，可通过泡脚刺激穴位，可以祛湿泻火、调畅情志，还可以起到缓解疲劳、镇静安神的作用。

当工作了一天很劳累，或常常失眠，难以入睡的时候，不妨多泡泡脚来清除体内积累的湿热，放松精神，可以消除一天的疲劳，睡一个安稳觉。

24. 中老年人不宜穿塑形衣

中老年女性体内的新陈代谢变慢，体内脂肪含量增加，腰腹部更是堆积了很多赘肉。有一些爱美的女性就会选择穿紧身衣塑形，来展现更好的身体曲线。但紧身衣治标不治本，脱了衣服后还有原来的大肚腩，并未有多少改变。

塑形衣的危害显而易见，长期紧紧包裹住腹部，会让腹腔内的肾、脾、肝、胃、肠等器官受到压迫，导致胃肠功能不断降低，消化系统功能减弱，造成便秘，长期束腰还会引发痔疮，严重者还会影响内脏器官的血液循环，导致肝坏死或部分肝组织萎缩。

另外，塑形衣穿戴过紧，会影响人的呼吸，从而妨碍人体的氧气供应，产生脑缺氧，出现头晕、恶心、胸闷等不适症状。

如果穿着紧身内裤，还会使阴部的分泌物聚积，导致细菌繁殖过快，刺激外阴，引起外阴炎，逆行感染又会诱发阴道炎、盆腔炎、尿道感染等。

25. 远离癌症要补阳

宋代的《卫济宝书》中对"癌"有记载："外感六淫（风、寒、暑、湿、燥、火）、七情内伤（喜、怒、忧、思、悲、恐、惊）、饮食劳倦等引起阴阳失衡、脏腑失调，产生气滞、痰饮、血瘀等，留滞于人体，形成积、瘤（留）、癌（岩）。"

在中医上，癌症就是一种积滞病症，是气滞、痰凝、湿滞、瘀血、毒聚等各种病理产物日积月累形成的。而这些病理产物的运化都要靠机体阳气来推动，人之所以得癌症，就是因为阳气不足。阳虚的人往往是受寒邪侵袭造成的，体内有寒邪时，就会形成各种病理产物，如不及时清除，久而久之就可能形成癌症。

所以说，要预防癌症，就要从补阳开始，提升体内的阳气。

26. 艾灸养生补阳气

《黄帝内经·素问》中认为："寒湿之中人也，皮肤不收，肌肉坚紧，荣血泣，卫气去，故曰虚。"虚证是因为体内有寒湿，而且中医认为虚证的本质就是衰老。

很多中老年女性更年期提前就是由于寒湿在体内作祟，外寒跟体热交织在一起，遏伤阳气，阻碍气机，阳虚怕冷的原因就是体内湿邪当道。

人体靠阳气生化气血，只要补足了阳气，气

血自然畅通，并且从内部开始温暖起来，手脚自然不再冰冷。如尿频尿急、颈椎病、腰背痛、关节炎、腹泻、痛经、感冒等很多与阳虚相关的症状大都可以用艾灸来治疗，艾灸容易操作，无不良反应，特别适合中老年人温补阳气、祛寒止痛、补虚固脱、温经通络、消瘀散结、补中益气。

27. 适当喝一些药酒也无妨

过量饮酒有害身体是毋庸置疑的，但是适量饮酒却也有保健作用。酒性温，有温通血脉、温暖肠胃、祛风散寒、温补阳气、消除疲劳等作用。

而药酒则融合了酒与各种不同功效的药材配制而成，药材不同，药酒的作用也不同。大部分药酒都含有温补阳气的成分，补阳效果不错，所以适合阳虚的中老年人偶尔饮用，不适合偏阳体质养生。

药酒既有酒的功能，又有药物的疗效，若饮用得当，会起到相得益彰的功效。药借酒力，酒借药势，药物借助酒在体内散布，可以大大提高药效。

28. 衣食住行来养阳

中医认为，凡是温热、干燥、上升、运动的都属于阳，而寒凉、湿润、下降、静止的都属于阴。因此，平时补阳就应当多用温补、除湿、升阳、多动少静等方式。

比如夏季尽量少吹空调，少食寒凉食物；要多出去户外晒太阳、运动，祛除体内寒湿，提升体内的阳气；临睡前用温水泡脚半小时，让热力从脚底循经上行，多按摩脚底补益阳气。要早睡，避开严寒，保养阳气；卧室最好向阳、明亮、通风，避免阴暗潮湿；饮食方面多温阳等。

总之，如果是阳虚体质，那么衣食住行等生活点滴均可以养生养阳气。

29. 多注意保暖，远离体寒

体寒可以生百病，身体受寒会阻滞气血运行，导致各种疼痛不适。解决这些问题的方法就是保暖身体。中老年人的体温普遍比年轻人低一些，各个器官的功能也在衰退，对外界寒邪的抵抗力也会降低。

寒冷的秋冬季，中老年人要注意及时添加衣物，尤其一些阳虚体质的人很容易感染风寒、患上感冒，所以出门时帽子、围巾、手套、棉靴等尽量穿戴保暖。夏季时，中老年人不宜吃太多冷饮，多吃温性的食物，促进消化吸收。同时少吹空调，在空调房里要多穿一些，注意保暖。

30. 常按足三里穴可调理脾胃

足三里穴位于小腿前外侧，当犊鼻下3寸，距胫骨前缘一横指。常按摩该穴位，可生发胃气、燥化脾湿，能促进胃肠蠕动，帮助消化，可预防治疗胃炎、腹胀、消化不良、便秘、月经不调、痛经等病症。

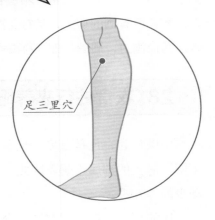

足三里穴

◎**按摩方法**

用食指、中指指腹置于穴位上，垂直用力按揉穴位3分钟，至出现酸、胀、痛、麻的感觉为宜。

31. 艾灸三阴交穴可行气活血

三阴交穴位于小腿内侧，当足内踝尖上3寸，胫骨内侧缘后方。

三阴交指的就是足部的三条阴经——足太阴脾经、足少阴肾经及足厥阴肝经在此处交会。这三条阴经是脾统血、肝藏血、肾藏精。经常艾灸此穴位，可以调补肝肾，行气活血，疏经通络，对肾炎、肝炎、肝脾肿大、腹腔积液、肠炎、阴道炎等病症具有很好的保健和治疗作用。

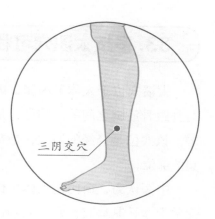

三阴交穴

◎**艾灸方法**

屈膝正坐，取燃着的艾条在手，燃头对准三阴交穴，以感受温热为度。注意燃头不要直接接触皮肤，以免烫伤。

32. 常按涌泉穴能滋阴益肾

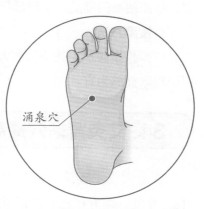

涌泉穴

涌泉穴位于足底部，蜷足时足前部凹陷处，约当足底第二、三趾趾缝纹头端与足跟连线的前1/3与后2/3交点上。取穴方法很简单，当我们弯曲脚趾时足底前部出现的凹陷处就是涌泉穴。

《黄帝内经》中说："肾出于涌泉，涌泉者足心也。"涌泉为肾经经脉的第一穴，连通着肾经体内外经脉。泡完脚之后，可以按按该穴位，可苏厥开窍、滋阴益肾、平肝熄风，对休克、脑出血、失眠、神经性头痛、肾脏疾病、更年期综合征、足底痛、下肢肌痉挛等病症有一定疗效。

◎**按摩方法**

用拇指指腹或手掌来回推按穴位，用同样的方法按摩另一侧穴位，按摩约100次，以有热感为度。

33. 多按太溪穴可壮阳强肾

太溪穴位于人体足内侧，内脚踝后方与脚跟骨筋腱之间的凹陷处，是双侧对称的。该穴位是肾经的原穴，是肾脏元气聚集的部位。

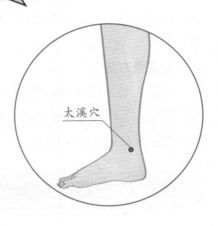

中医认为，命门是人体生化来源和生命的根本，其盛衰决定了人寿命的长短。而肾阳为命门之火，肾阴为命门之水，通过刺激太溪穴能滋阴益肾、壮阳强腰补肾，从而使命门强盛，实现延年益寿的目的。

◎**按摩方法**

用拇指指腹从上往下推按太溪穴3分钟，以同样的方法按摩另一侧穴位，以出现胀痛感为宜。

34. 艾灸肾俞穴提高性能力

肾俞穴位于腰部，第二腰椎棘突下旁开1.5寸处，即脊柱左右二指宽处，与肾脏的功能密切相关，对人体的生长、发育、生殖起着决定性的作用。常按摩肾俞穴可促进人体激素的分泌，提高肾脏功能，有利于提高性能力。

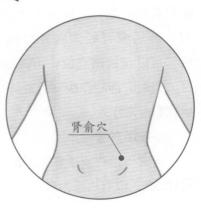

◎**艾灸方法**

卧位，施灸者手持点燃的艾条，将燃头对准穴位所在位置，距离皮肤2～3厘米，灸至局部温热、出现红晕为度。亦可用艾灸盒自我灸治。

35. 常按太冲穴疏肝解郁

太冲穴是肝经的腧穴和原穴，也是肝经在人体足部的一个重要穴位。它位于足背侧第一、二跖骨结合部的凹陷处。经常按摩太冲穴可缓解头痛、眩晕、月经不调等症状，可疏肝解郁、平肝清热、舒肝养血。

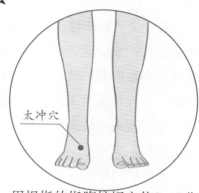

太冲穴

◎**按摩方法**

坐位，两腿并拢屈曲，拇指置于穴位上，用拇指的指腹按揉穴位3～5分钟，以出现酸痛感为宜。如有痛感则可以延长按摩的时间，但要注意控制力道，以防出现皮下瘀血。

36. 多按照海穴清热又安神

照海穴位于足部内踝正下凹陷处。照是照射的意思，海指水量较多，照海是指肾经经水在此大量蒸发。本穴物质为水泉穴传来的地部经水，至本穴后，形成一个较大水域，水域平静如镜，接受天部照射而来的热能而大量蒸发，故名照海穴。

照海穴

经常按摩此穴位可以滋阴清热、宁神利咽，可缓解目赤肿痛、失眠、小便不利、小便频数、咽干咽痛、下肢痿痹等症状。

◎**按摩方法**

用拇指指腹按揉穴位3分钟，以出现酸痛感为宜。

37. 常灸关元俞穴缓解腰痛

关元俞穴位于腰部，当第五腰椎棘突下旁开1.5寸处。俞同输，传输之意。关元俞是指小腹内部的湿热水气由此处外输膀胱经。本穴物质为来自小腹内部的湿热水气，所对应的部位为脐下的关元穴，故名关元俞穴。

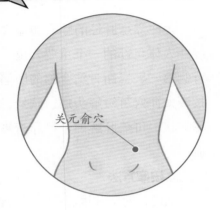

关元俞穴

艾灸该穴位可培补元气，调理下焦，对慢性盆腔炎、腰痛、慢性肠炎、痢疾、膀胱炎、阳痿、痛经、腰部软组织损伤等病症有不错的疗效。

◎**艾灸方法**

将艾条燃头对准关元俞穴所在位置，距离皮肤2～3厘米，或以人体耐受度为准，灸至局部温热、出现红晕为度。

38. 揉揉关元穴补元气

关元穴位于人体脐下3寸处，是小肠的募穴，也是任脉和脾经、肝经和肾经的交会穴，是任脉上一个很重要的穴位，具有培元固本、补益下焦、温肾壮阳的功效。凡是有元气亏损的症状、泌尿生殖系统疾病，均可按摩此穴位，对月经不调、痛经、闭经、崩漏、带下、盆腔炎、阳痿、遗精、尿道痛、腹痛、泄泻、肠炎等均有不错疗效。

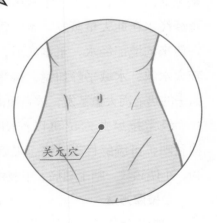

关元穴

◎**按摩方法**

双手放在小腹上，用中指指腹用力按揉穴位3分钟，以出现酸胀的感觉为宜。

39. 按揉血海穴运化脾血

血海穴位于大腿内侧，髌骨内侧端上2寸，当股四头肌内侧头的隆起处，可正坐屈膝取穴。血海意指本穴为脾经所生之血的聚集之处。

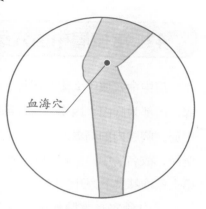

血海穴

该穴位对中老年女性有养生保健作用，按摩或艾灸血海穴可以调经统血，所以能治疗与月经相关的疾病。

◎**按摩方法**

拇指指腹置于穴位上，用力按揉穴位3分钟，以出现酸胀感为宜。

◎**艾灸方法**

取燃着的艾条在手，燃头对准血海穴灸治5分钟，以感受温热为度，注意燃头不要直接接触皮肤，以免烫伤。

40. 按揉气海穴能益气助阳

气，指气态物；海，大的意思。气海是指任脉水气在此吸热后气化胀散。本穴物质为石门穴传来的弱小水气，至本穴后，水气吸热胀散而化为充盛的天部之气，本穴如同气之海洋，故名气海穴。

气海穴

气海穴位于下腹部，前正中线上，当脐中下1.5寸处，具有益气助阳、调经固经的功效。按摩此穴对闭经、带下、遗尿、阳痿、遗精、滑精、脘腹胀满等疾病有很好的治疗效果。

141

◎**按摩方法**

双手放在脐下部，用中指指腹按揉穴位3分钟，以出现酸胀的感觉为宜。

41. 常按肩中俞穴缓解肩痛

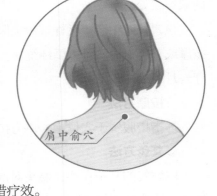

肩中俞穴属手太阳小肠经，位于肩脊中部，内部为胸腔，因本穴有地部孔隙与胸腔相通，胸腔内的高温水湿之气由本穴外输小肠经，故名肩中俞。肩中俞穴位于背部，当第七颈椎棘突下旁开2寸处。

肩中俞穴有宣肺解表、舒筋活络的功效，可缓解肩、颈、腰部的疼痛不适，对支气管炎、咳嗽、哮喘、支气管扩张等呼吸系统疾病，以及落枕、视物不明等病症都有不错疗效。

◎**按摩方法**

正坐或站立，一手向后伸到肩部，食指和中指并拢，中指置于穴位上，食指置于穴位旁边，两指一起用力，以指腹按揉穴位以及穴位旁边的部位，以出现酸胀感为宜。每次按摩1～3分钟。

42. 多按合谷穴清热解表

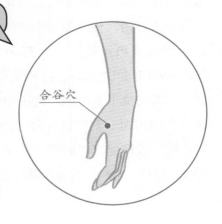

合谷也叫虎口，位于拇指与食指之间。合，汇聚的意思；谷，为两山之间的凹陷部分。合谷之名，既指该穴位在拇指和食指的凹陷之中，也指大肠经气汇聚于此。

合谷为大肠经的原穴，位于手背，第一、第二掌骨间，第二掌骨桡侧的中点处，有调节大肠经气血、清热解表、镇静止痛、通经活络的作用。《四总歌诀》有"面口合谷收"的说法，意为合谷可治疗头、面、口部的疾病，比如牙痛、头痛、三叉神经痛、面神经麻痹、耳鸣、耳聋等病症。

◎**按摩方法**

用拇指指腹垂直按压穴位，至出现酸痛胀感为宜。每日按摩3次，每次按摩1～3分钟。

43. 掐一掐少商穴，感冒不来找麻烦

少商穴在拇指末端桡侧，为肺经的最后一个穴位。少，是小的意思；商，在古代指"滴漏"，是用滴水漏下来计时的器具。少商意为穴内经水如水滴渗漏而下，较为稀少，经水在此由体表经脉流入体内经脉。由于经水较少，且处于经脉的体表部位，外邪最易侵入此穴，向内传导。

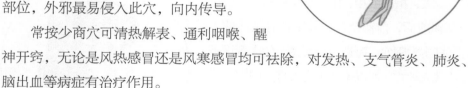

少商穴

常按少商穴可清热解表、通利咽喉、醒神开窍，无论是风热感冒还是风寒感冒均可祛除，对发热、支气管炎、肺炎、脑出血等病症有治疗作用。

◎**按摩方法**

施术者用一只手的食指和中指轻轻握住受术者拇指，另一只手的大拇指弯曲，用指甲尖垂直掐按受术者拇指，以出现刺痛感为宜。每日按摩3次，每次按摩1~3分钟。

44. 轻敲印堂穴治疗头痛失眠

印堂穴是人体足太阳膀胱经、足阳明胃经和任脉三大经络的汇集之地。

膀胱经主宰人体的阳气，胃经主宰人体的血气，任脉则主宰人一身之阴，所以印堂汇集了人的阳气、血气、阴气，关乎人体的大健康。

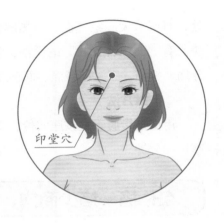

此穴位于前额，两眉头连线的中点处。常按揉、敲一敲，可清头明目、通鼻开窍，主治头痛、眩晕、鼻塞、高血压、失眠等病症。

◎**按摩方法**

中指置于穴位上，以指腹按揉穴位，每天早晚左右手轮流按摩穴位，先左后右。力度以出现酸、痛感为宜。每次按摩1~3分钟。

45. 按一按太阳穴消除眼疲劳

太阳穴在中医经络学上被称为"经外奇穴"。太，指高或极；阳，与阴相对。穴位位于耳郭前面，前额两侧，外眼角延长线的上方。打击太阳穴，可造成脑震荡，使人意识丧失或致人死亡，所以不能用力敲打太阳穴。

按揉太阳穴的主要作用是醒脑止痛，可以消除眼睛疲劳，缓解头痛、牙痛等。

◎**按摩方法**

按摩时，取正坐或站立位，抬头，目前视，身体放松，举起双手，拇指外的四指屈曲，两拇指分别置于两侧穴位上，用指腹按揉穴位，以出现酸胀感为宜。每日早晚各按摩1次，每次1~3分钟。

46. 按摩血压点穴降血压有奇效

血压点是血压调节点的简称。血压点穴为经外奇穴，对中老年人降压有奇效，位于第六颈椎棘突下旁开2寸处，对高血压、低血压、头痛、落枕等病症有疗效。

◎**按摩方法**

按摩时，取正坐，抬头，目前视，双手伸到颈后，食指置于穴位上，用指腹按揉穴位，以出现酸痛感为宜。每日早晚各按摩1次，每次1～3分钟。

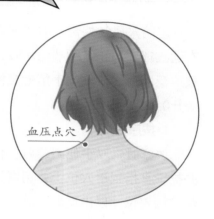

血压点穴

47. 揉揉失眠穴，从此好睡眠

失眠穴是经外穴名，为治疗失眠的穴位。夜里无法熟睡的人，可躺在床上，在床单上慢慢摩挲刺激该穴，可以养心安神、通络止痛、镇定亢奋的神经，使人进入深度睡眠。

该穴位于足跟部，足底中线与内、外踝尖连线相交处，即脚跟的中心处。

◎**按摩方法**

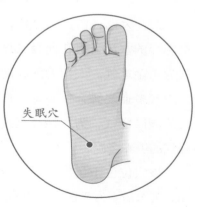

失眠穴

按摩时，取坐位，将要按摩的脚放在另一条腿的膝盖上，一手扶住膝盖，另一手拇指置于穴位上，用指腹用力按揉穴位，以出现酸痛感为宜。每日按摩3次，每次按摩1～3分钟。

48. 咳嗽不止可多揉定喘穴

定喘穴属经外奇穴的背部穴位。该穴有通宣理肺、止咳平喘的功效，在临床上被广泛应用。该穴位于第七颈椎棘突下方旁开0.5寸处。

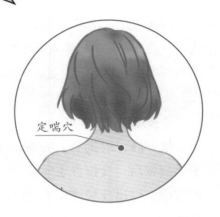

定喘穴

◎**按摩方法**

按摩时，双手伸到颈后，食指和中指并拢，食指置于穴位上，用两指的指腹一起按揉穴位，以出现酸痛感为宜。每日早晚各按摩1次，每次1～3分钟。

49. 太白穴健脾治胃病

太，大也；白，肺之色，气也。太白指脾经的水湿云气在此吸收热量后蒸腾，化为肺金之气。太白为脾经的原穴。脾经为少气多血之经，气不足、血有余，而本穴能蒸腾经气，为脾经补充经气，是脾经经气的供养之源。

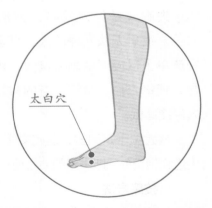

太白穴

该穴位位于足内侧缘，当足大趾第一跖趾关节后下方赤白肉际凹陷处。

中老年人的脾胃较虚弱，慢性胃病是常见病之一，中医的经络穴位疗法中很多对治疗胃肠疾病有效，太白穴就是一个很有效的穴位，常按可健脾和胃、理气止泻，主治胃痛、腹胀、呕吐、呃逆、肠鸣、泄泻、痢疾、便秘、痔疮等病症。

◎**按摩方法**

取坐位，抬起一条腿，一只手握住脚腕，另一只手拇指置于穴位上，用指腹垂直按压穴位，以出现酸胀感为宜。每日早晚各按摩1次，每次1～3分钟。

50. 调节血压多按百会穴

百会是指手足三阳经以及督脉的阳气在此交会。本穴由于处于头顶，在人体的最高处，因此人体各经上传的阳气都交会于此，故名百会。常按百会可醒脑开窍、安神定志，主治头痛、眩晕、失眠、中风昏厥、高血压、低血压、心悸等病症。

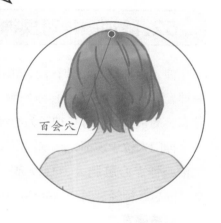

百会穴

该穴位位于头顶正中线与两耳尖连线的交点处。

◎**按摩方法**

站立，低头，将一手放在头侧部，中指端置于穴位上，以指腹用力按揉穴位，该手疲劳后可换另一手继续按摩，至出现酸、胀、痛的感觉为宜。每日早晚各按摩1次，每次1～3分钟。

51. 清热除湿就按腰俞穴

腰俞穴在腰部；俞同输，传输之意。腰俞是指督脉的气血由此输向腰之各部。本穴物质为长强穴传来的水湿之气，至本穴后，因其散热冷缩、水湿滞重，上不能传于腰阳关穴，下不得入于长强穴，因此输向腰之各部，故名腰俞。

该穴位位于骶部，当后正中线上，适对骶管裂孔，臀沟分开处即是。常按可调经活血、清热除湿、通经活络，主治痔疮、脱肛、便秘、尿血、过敏性结肠炎、月经不调、痛经、腰骶神经痛等病症。

◎**按摩方法**

正坐或站立，一手伸到臀后，食指置于穴位上，用指尖按揉穴位，左右手交替按摩穴位，以出现酸胀感为宜。每日按摩3次，每次按摩1~3分钟。

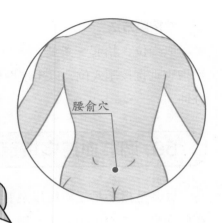

腰俞穴

52. 除烦凝神可揉神门穴

神，指神魄、精神；门，指出入之处。神门指此处为心神出入之所。心藏神，若神门失职，则心神外泄，会出现一系列神志异常的疾病，如失眠、健忘、痴呆、癫痫等。神门为心经的原穴，脏腑元气留止于此。

神门穴位于腕部，腕掌侧横纹的尺侧端，尺侧腕屈肌肌腱的桡侧凹陷处。主治心悸、心脏肥大、心绞痛、失眠、多梦、健忘、神经衰弱、痴呆等病症。

◎**按摩方法**

正坐，手臂前伸，屈肘约45°，另一只手除拇指外的四指握住其手腕，拇指置于穴位上，用指尖垂直按揉穴位，以出现酸痛感为宜。每日早晚各按摩1次，每次1~3分钟。

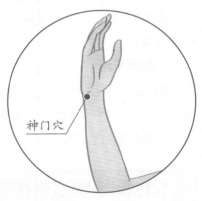

神门穴

53. 醒神开窍的少冲穴

少，阴也；冲，突也。少冲指此穴内的气血物质从体内冲出。少冲为心经体内经脉和体表经脉的交接之处，体内经脉的气血物质在此冲出到体表。少冲是心经的井穴，是经气所出的部位，有清热熄风、醒神开窍的作用，对心悸、心痛、脑出血、心绞痛、热病昏迷、休克、中风昏迷等病症有预防作用。

少冲穴位于小指上，微握拳，掌心向下，小指上翘，在小指末节桡侧，距指甲根角0.1寸。

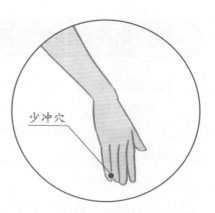

少冲穴

◎**按摩方法**

正坐或站立，握拳，伸直小指，另一只手捏住该手的小指末端，以拇指指甲垂直掐按穴位，以出现酸痛感为宜。每日早晚各按摩1次，每次3~5分钟。

54. 治疗神经衰弱的少海穴

少，阴、水的意思；海，大的意思，百川所归之处。少海指心经的经水汇合于此。少海为心经的合穴，经气在此汇合进而深入脏腑。本穴物质为青灵穴水湿云气的冷降之雨和极泉穴的下行之血汇合而成，汇合的地部水液宽深如海，故名。因此，它是一个合穴，是气血汇聚之处，主治的疾病非常多，包括神经衰弱、精神分裂症、头痛、眩晕、三叉神经痛等。

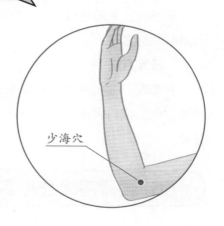

少海穴

少海穴位于肘横纹内侧端与肱骨内上髁连线的中点处。

◎**按摩方法**

正坐，抬起手臂，肘关节屈曲，另一只手托住肘部，四指在外侧，拇指置于穴位上，用指腹按揉穴位。以同样的方法按摩另一侧穴位。力度以出现酸痛感为宜。每天早晚各按摩1次，每次1~3分钟。

55. 常按列缺穴告别偏头痛

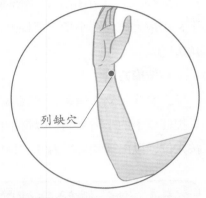

列缺穴

列，通"裂"，分裂的意思；缺，指缺口。列缺指肺经经水在此破缺溃散并流溢四方。列缺穴在前臂桡骨茎突旁的凹陷处。列缺穴是肺经的络穴，从这里又开始走入大肠经，一分为二，贯穿于两条经络之间，正好应了"列缺"之名。

按压列缺穴有止咳平喘、通经活络、利水通淋的功效，可用于治疗偏头痛、头痛、颜面神经痉挛及麻痹、咽喉炎、颈部僵硬疼痛等头、面、颈部疾病。

列缺穴位于前臂桡侧缘，桡骨茎突上方，腕横纹上1.5寸处，肱桡肌与拇长展肌肌腱之间。

◎**按摩方法**

按摩时，被按摩的手轻握拳，另一手食指指端置于穴位上，用食指指腹按揉穴位，或用食指指尖掐按穴位。力度以出现酸胀感为宜。每次按摩1~3分钟。

56. 腰背疼痛难忍多灸委中穴

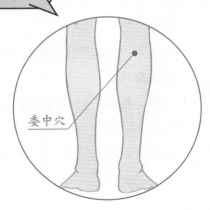

委中穴

委，堆积的意思；中，指穴内气血所在，为天、人、地三部的中部。委中之名是指膀胱经的湿热水气在此聚集。委中穴是膀胱经的合穴，膀胱经的气血在此处聚集进而深入脏腑。委中穴是针灸的四大要穴之一，《四总歌诀》有云"腰背委中求"，凡腰背部病症都可取委中穴治疗。

艾灸委中穴有疏经通络、散瘀活血、清热解毒的功效，可用于治疗腰部疼痛或疲劳、臀部疼痛、颈部酸痛、坐骨神经痛等病症。

委中穴位于膝关节后横纹中点，当股二头肌肌腱与半腱肌肌腱的中间。

◎**按摩方法**

取坐位，一手绕到腘窝，拇指置于穴位上，另一手扶住膝盖，以拇指指腹按揉穴位。力度以出现酸胀感为宜。每天早晚各按摩1次，每次按摩1~3分钟。

57. 耳鸣、耳聋可多按下关穴

下，指此处穴位调节的气血物质为属阴、属下的重浊水湿；关，是关卡的意思。下关意为此处穴位可使胃经上输头部的气血物质中的阴浊部分下降，而让阳气通过，具有类似关卡的作用。

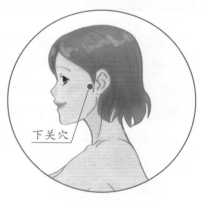

下关穴

下关穴位于面部耳前方，当颧弓与下颌切迹所形成的凹陷中，张口时隆起，应闭口取穴。该穴位有消肿止痛、益气聪耳、疏风清热的功效，对中老年的耳聋、耳鸣、牙痛等病症有一定疗效。

◎**按摩方法**

正坐、仰卧或仰靠，闭口，手掌握拳，中指置于穴位上，用指腹按揉，以出现酸胀感为宜。每日按摩3次，每次按摩1~3分钟。

58. 治疗瘫痪艾灸下巨虚穴

下，下部；巨，范围巨大；虚，虚少。下巨虚指本穴的气血物质处于较高的层次，较低层次的气血物质虚少。下巨虚穴位于小腿前外侧，当犊鼻下9

寸，距胫骨前缘1横指（中指）处。该穴位
有调理肠胃、清热利湿的作用，对急慢性
肠炎、肝炎，以及下肢瘫痪、下肢麻痹痉
挛等均有疗效。

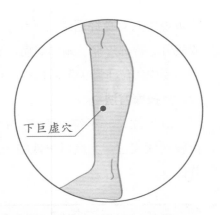

下巨虚穴

◎**艾灸方法**

坐姿，艾条回旋灸，以局部温热、出
现红晕为度，每日1次，灸至病症消失后再
巩固2~3次。

59. 阳谷穴有效治疗口腔溃疡

阳，阳气也；谷，两山所夹空虚之处
也。阳谷指小肠经气血在此吸热后化为天
部的阳热之气。本穴物质为腕骨穴传来的
湿热水气，至本穴后，水气进一步吸热气
化上行更高的天部层次，本穴如同阳气的
生发之谷，故名阳谷穴。

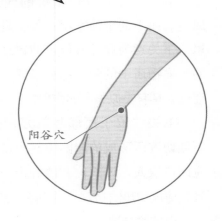

阳谷穴

阳谷穴位于手腕尺侧，当尺骨茎突与
三角骨之间的凹陷中，主治头痛、目眩、
耳鸣、耳聋、热病等。

◎**按摩方法**

用拇指指尖掐按阳谷穴，每日按摩3次，每次2~3分钟。

60. 养心除烦多按心俞穴

心，指心脏；俞，同输，传输。心俞指心脏内的高温湿热之气由此处外
输膀胱经。心俞为心的背俞穴，是心脏气血输注于背部的穴位。

心俞穴位于背部，第五胸椎棘突下旁开1.5寸处，主治心痛、惊悸、咳嗽、吐血、胸痛、心悸亢进、失眠健忘等症。

◎**按摩方法**

俯卧，一手伸到肩背部，拇指置于穴位上，用指腹垂直按揉穴位，以出现酸痛感为宜。每日早晚各按摩1次，每次1~3分钟。

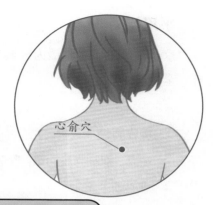

61. 多捶捶背、拍拍胸，活血又顺气

人体的背部和胸部有很多穴位。中老年人没事可以多捶捶背、拍拍胸，刺激穴位、强身健体。

比如背部的腰阳关穴可除湿降浊、强健腰肌，主治腰痛、腰骶痛、坐骨神经痛等病症；关元俞可温肾壮阳、培补元气，主治男科、妇科疾病，腰痛等。胸部的乳中穴可调气醒神、宣肺理气，治疗妇科疾病；乳根穴对于各种咳嗽、气喘也有治疗作用。

中老年人平时不要含胸驼背，要抬头挺胸，捶背拍胸，既能活血，又可以顺气，还可以增大肺活量，有益身体健康。

62. 甩甩手，疾病全赶走

中老年人多做甩手运动有助于身体健康。甩手节奏操，要求身体完全放松，有节奏地前后摆动手臂，与太极拳有相似的锻炼效果。甩手时可使全身肌肉松弛，扩张胸肺，增强血液循环，起到活血化瘀、疏通经脉的作用。

甩手节奏操简便易行，特别适合中老年人锻炼，对神经衰弱、关节炎、肺结核、高血压、心脏病等疾病疗效显著，但不适合急性病患者，不可在情绪激动的情况下练习。

平甩操

这是传统甩手操中最为经典的动作，可调动全身肌肉，达到加速气血循环、全身通畅的效果。

◎ 操作要领

- 站立，双脚与肩同宽，呼吸自然。双手举至胸前，与地面平行，掌心朝下。

- 然后让手像钟摆一样自然往后甩，甩到哪里算哪里，保持放松，不要刻意用力往后抬。再利用惯性，把手甩回胸前，双手轻松打直，保持平行，五指微微舒展。

- 甩手进行 1 分钟时，可在手往后甩的同时微微下蹲，轻轻地上下跳动 2 次。

- 每次可甩手 10 分钟。练完之后喝一杯温开水，更有助于全身气血循环、稳定气机。

63. 多练太极拳，平衡阴阳

太极拳是依据易经阴阳五行变化，结合中医经络学、道家导引、吐纳，综合创造的一套有阴阳性质、符合人体结构及大自然运转规律的拳术。它结合了武术的手、眼、身、法、步，是精、气、神、血、功的内外兼修，能平衡人体阴阳，使人体气血运行顺畅，并且不会因为练习时间过长而感觉疲劳，特别适合中老年人。

练太极拳能使内气充盈，改善身体的内部循环，使虚者强之、郁者通之、逆者顺之、陷者升之，从而达到治病养身的目的。其动作柔和，呼吸自然，姿势放松，用意念引导动作，思想集中，心境宁静，平衡协调，使肌肉松弛、精神舒畅。

对中老年人来说，太极拳既能推迟身体各组织器官结构和功能的退行性变化，起到健身防病、延缓衰老的作用，又能愉悦身心。

打太极拳一般选择阳光斜射、空气质量好时。同时，还要选择松软、平整一些的场地，如草地、塑胶场地、泥土地等，减缓地面对脚、踝、膝等部位的冲击力。

64. 拉伸锻炼气血更畅通

中医上讲，"筋长一寸，寿延十年""骨正筋柔，气血自流"，经常做一些拉伸锻炼，可以调节身体状态，疏通人体经络，改善气血，改善失眠、心悸疲劳、胸闷、畏寒、下肢水肿等症状。

人体的筋经系统起着束缚骨骼和关节运动的作用，当我们缺乏运动时，关节的运动范围就会越来越小，四肢会显得僵硬，对于日渐衰老的中老年人来说更是如此。

人体内气血瘀滞就会导致肌肉痉挛、抽筋或疼痛，以及引发中风、心绞痛等各种疾病。天气温度降低会导致肌腱发硬而容易断裂。冬天时，如果在做剧烈运动之前不做一些拉伸的准备活动，可能就会导致肌腱断裂。剧烈运动之前的简单拉伸动作可以使得肌腱的温度升高、变软，从而避免损伤的发生。

65. 瑜伽凝神静心，让气血更畅通

很多女性都喜欢练习瑜伽，因为练习瑜伽的人能够缓解身体的不适，放松精神，伸展全身，可以缓解工作与生活带来的紧张与疲劳感，还可以疏通经络、塑形美体，使气血运行畅通，起到强身健体的作用。

现代常见的瑜伽体位达几十种，我们可以根据身体的体位大概分为坐姿、前屈、后仰、侧弯、扭转、俯卧、仰卧、平衡、倒立等几大类别。

瑜伽基本都配合呼吸练习，能增加体内氧气摄入量，加速血液循环，促进新陈代谢。还有很多动作会刺激和按摩体内腺体及器官，提高心脏、肺脏运行功能，增强消化功能，排出体内毒素，养颜美肤。瑜伽体式动作缓慢、舒适、柔和，而且会在一些姿势上保持一段时间，会压迫腺体，促使内分泌平衡，柔韧身体。瑜伽还能带来精神的愉悦，摒弃焦虑和浮躁，增进耐力，提高专注力，让人体会到身心合一的美妙。

66. 跳跳舞，广交友，身心更愉悦

跳舞是舞蹈和音乐结合起来的文娱和体育活动，既能通过跳舞广交友，还能加强身体锻炼，非常有益于中老年人的身心健康。

包括广场舞、交谊舞等在内的舞蹈锻炼，帮助中老年人增强全身新陈代谢，促进胃肠蠕动，提高消化和吸收的能力，增进食欲，提高关节的灵活性，加强身体的协调性，保持身心愉悦。

跳舞是一种全身心的运动，对肌肉和脑功能都是一种锻炼，有利于预防老年人的重症、慢性病发生率。但跳舞时节律和旋转的幅度不宜过快、过大，持续时间不宜过长，以免造成肌肉扭伤、关节脱位，体力消耗太大而致虚脱等不适反应，尤其患有高血压、高血脂、高血糖、心血管、骨质疏松等疾病的人，适当跳跳舞即可。

67. 多去户外散散步、散散心

每天去户外散散步，能促进体内血液循环，加强心脏肌肉收缩能力，增强血管弹性，减少血管痉挛概率，防治各种心脑血管疾病。同时，有氧散步还能增大肺活量，改善呼吸系统，促进肠胃蠕动，提升消化功能。最重要的是，如果每天走五千到一万步，还可预防骨质疏松、肥胖等疾病。

中老年人可以约上三五好友，经常到大自然中散散步、散散心、聊聊天，不仅可以锻炼身体，还能愉悦身心，有益于身体健康、延年益寿。散步时不用追求速度，不要太过劳累。最好找空气新鲜、环境安静的地方，衣着要宽松，不要过饥或过饱。

68. 慢跑运动助你缓解压力

跑步的运动强度比散步要大得多，有些中老年人的身体不错，可通过慢跑来强身健体。慢跑不仅能供给人体较多的氧气，增强心肺功能，促进血液循环，提升各关节的强度、韧带的柔软度以及骨骼的强度和密度，还会使大脑分泌"快乐激素"内啡肽，产生愉快的情绪，可以缓解压力，很好地预防因情绪抑郁导致的疾病。

在户外慢跑比在健身房用跑步机要好得多，只需宽松的衣服、舒适的鞋子、平整的道路、清新的空气即可。中老年人慢跑时，速度别太快，距离别太远，以免有意外。身体较弱的中老年人可以先进行短距离慢跑，也可以走跑交替，然后循序渐进地增加速度和距离。

69. 坚持游泳可以塑形健美

游泳属于全身性的体育运动，会消耗更多的能量，是一种比较温和的有氧运动。

中老年人每周坚持游泳一两次，可以改善体温调节功能，提高心肺功能，增强机体免疫力和抗寒能力，有效防御病毒的侵害；还能增加全身肌肉力量，减脂塑形，保持体形健美，延缓衰老。但患有严重心血管疾病、皮肤病和传染病者不宜游泳。

下水游泳前先做3～4分钟的热身活动，以免造成肌肉韧带损伤、抽筋问题；游泳前不宜空腹或饱腹。空腹游泳易发生低血糖，导致头昏乏力；饱餐后游泳会给肠胃增加负担，影响消化功能，引发呕吐、腹痛等不适。

游泳时如果耳朵进水，可采用单腿跳跃法，即患耳向下，借用重力作用，使水向下从外耳道流出；或者用干净的细棉签轻擦外耳道把水吸出。

70. 旅游可以为生活增添色彩

旅游也是一项不错的健身活动，可以开阔中老年人的心胸、增长知识、锻炼身体，给单调的退休生活增添一抹色彩。走进大自然，可以呼吸到清新的空气，排出体内聚积的浊气，实质上起到了吸氧、清肺和排浊的作用，对身体大有裨益。感受各地不一样的人文风景，了解不一样的风土人情，忘却生活中的烦恼，开阔胸怀，体会到生活的愉悦。

中老年人出门旅游还要根据自己的身体素质在衣食住行等方面加以注意，提前做好规划，以免旅游影响到身体健康。

中老年人时间充裕，尽量选择淡季出游，避开旅游旺季。如果组团游，可以约上自己的好友，相互照应。记得携带足够的日常服用的药物，比如降压药、扩血管药、催眠药等，此外还应备有感冒、腹泻、止痛之类的药物。随身带急救药，以应急需。若晕车、晕船，还应带上防晕药。

71. 营养均衡，寿命更长

营养对人体健康非常重要。如果我们平时的饮食营养充足而均衡，那就会减少生病概率，自然就会延缓衰老、延长寿命。

人体平时会从被污染的外界环境中吸收自由基，体内的氧化反应也会不停地产生自由基。自由基可促进细胞分裂和分化，促进生长发育，但过量的自由基就会导致人体细胞衰老，甚至出现癌细胞。

为了抗病、抗衰老，我们可以后天通过食疗养生来减少体内自由基的生成，清除体内过多的自由基。人体中的抗氧化系统离不开食物中的某些营养素，比如，抗氧化酶类有谷胱甘肽过　氧化物酶，抗氧化营养素包括维生素A、维生素E、维生素C、胡萝卜素，植物活性物质如茶多酚、大豆异黄酮、番茄红素，硒等。这些抗氧化营养物质主要存在于新鲜的蔬菜、水果、豆类、坚果、茶叶、菌菇、藻类等食物中。

此外，中老年人易患各种慢性病，对感染性疾病的抵抗力较弱，平时注意补充营养，既能增强体质，也可以增强免疫力。所以说，通过日常合理、科学的饮食搭配，就可以补充足够的抗氧化营养素，减少体内的自由基，实现抗病、抗癌、抗衰老的养生目的。

72. 少食寒凉食物

夏季烈日炎炎，暑热难耐，很多人喜欢喝冷饮、吃寒凉食物，但冰凉生冷食物最容易损伤脾胃阳气，所以我们应少食冰镇食物和冷饮，防止阳气受损。

寒凉食物带给我们的不仅仅是"透心凉"，更多的是寒邪入侵人体的伤害。最直接的伤害就是胃肠损伤，容易造成食欲不振、消化不良、肠鸣、腹痛、腹泻等。因为"胃喜暖恶寒"，吃了寒凉的食物，胃受到寒冷刺激，平滑肌收缩，蠕动会减慢；同时血液循环减少，导致胃消化液分泌减少。这些都会导致胃胀和消化不良，甚至还会诱发心脑血管疾病。

因为胃和心脏位置是相邻的，寒凉食物经过食管的时候也经过心脏旁边，从而出现"透心凉"的感觉。但是这对患有心脏疾病的中老年人而言是比较危险的，心肌血管收缩就会血压升高，血管易破裂。

73. 食材不是越贵就越好

一般来说，营养价值越高的食物，也会相对贵一些，但并非完全如此。影响食物价格的因素除了营养价值外，还和食物的产量是否满足市场需求有关。物以稀为贵，有些产量很少的食物，营养价值却不是很高，但卖得很贵，所以说昂贵的食材不一定就有营养。

随着社会物质经济的丰富，越来越多的人在饮食方面存在着"越贵越好"的观念，觉得贵的食材就一定好。事实上，有些很贵的食物虽然营养丰富，但不是特别适合中老年人养生。

比如备受人们推崇的鱼翅，本是鲨鱼的鳍经干制而成。经过现代营养分析发现，鱼翅中含有约80%的蛋白质，以及少量脂肪、碳水化合物及其他矿物质。其含量最多的蛋白质并不是最符合人体需求的蛋白质，其他营养素也不是稀有的营养素，所以说鱼翅的营养价值其实并不高。

食材吃对才是真的好，很多价格低廉、新鲜应季的水果蔬菜就非常有营养。所以，中老年人在食材选择上切忌重"贵"轻"廉"。

74. 食物粗精搭配更营养

大米和面粉都是我们常吃的主食，但是现在的大米、面粉更光滑、更白亮、更精细、更干净，都是过度加工的精白大米和面粉。

小麦去皮之后会损失大量的矿物质、维生素、蛋白质和膳食纤维。过去粗加工的面粉多是暗黄色的，含有一些胡萝卜素，现在加工成精白面之后，胡萝卜素反而被清除了。同时，大部分精白面还会添加增白剂来增加面粉的白度，更不利于健康。长期只吃这些精细的食物很容易引起营养缺乏，缺乏膳食纤维的摄入还会导致结肠癌、高胆固醇血症、糖尿病以及便秘、痔疮等疾病。

粗粮是相对于精加工的大米和白面而言的，包括玉米、高粱、小米、黑米、燕麦、荞麦以及各种干豆类，如黄豆、绿豆、黑豆、红豆等。粗粮含有丰富的B族维生素、维生素E、矿物质及膳食纤维等，与精细大米和白面搭配食用，正好可以补充它们的缺失。

75. 平时要养成良好的饮食习惯

对于体质日益变差的中老年人来说，养生就是养命，而养生离不开有规律的饮食习惯，其对健康的影响是长期且根本性的。

中老年人平时要注意调整饮食结构，多吃富含优质蛋白的食物，限制摄入脂肪含量高的食物。为了延缓衰老和预防便秘，还要多吃新鲜蔬菜、水果等。

处理好饮食、运动、睡眠的关系，刚吃完饭不宜立即散步，因为会影响消化；剧烈运动前后都不宜立即进食；睡觉前不宜进食太多食物。

中老年人的消化系统功能减弱，吃饭时应细嚼慢咽，不要狼吞虎咽，以免加重肠胃负担。饭后不宜大量饮水，否则会引起消化不良。

不要经常吃剩菜剩饭、隔夜饭。炒熟后的菜里有油、盐，隔夜后即使放进冰箱里保存，菜里的维生素也会氧化，亚硝酸含量大幅度增加，进入肠胃

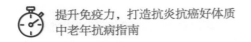

后形成亚硝酸盐，威胁我们的身体健康。而且高蛋白、高脂肪的剩菜即使在2个小时内食用，也会受到细菌污染，很容易引发胃肠炎等疾病。超过4小时的淀粉类食品，即使没有变味也不建议食用，以免引起不良反应。

76. 中老年人要少吃不易消化的食物

对于中老年人来说，咀嚼食物的能力和肠胃消化吸收的功能都有所下降，尤其患有消化系统疾病的人，更应该少吃不易消化的食物。

- 一些含粗纤维较多的蔬菜，质地较硬而难以咀嚼。
- 一些含脂肪较多的食物，如肥肉、油炸食物、用油较多的菜、奶油等。
- 一些高糖分糕点食物。
- 土豆、芋头、糯米、冰淇淋、冷饭等寒凉或难消化的食物。
- 不吃未煮熟的牛肉、生鱼片等食物。

77. 食物并非煮得越熟烂越好

虽然要少吃不易消化的食物，但是中老年人的食物并非煮得越熟烂越好。经常吃软烂食物的老人，自身的消化功能反而被削弱了。

软烂的食物往往不需要用力咀嚼就可以咽下，但不经过口腔反复咀嚼的食物，接触唾液酶的机会大大减少，口腔分泌的唾液自然会减少，胃肠蠕动也会变慢，长期如此，胃肠本身的消化功能也会降低。

此外，老人的胃肠蠕动能力较差，如果吃软烂食物过多，缺少粗纤维，久之也会导致便秘。而且软烂食物中水分过多，营养成分破坏多，长期以此为食，容易导致人体生理所需的总热量和营养物质不足，引起营养缺乏。

78. 及时补钙

　　每种必需营养素都对人体的功能有重要作用，一旦缺乏某种必需营养素，就会导致人体功能的下降，所以一定要及时补充。

　　中老年人出现营养缺乏，主要是因为咀嚼能力变差和胃肠道消化吸收功能下降，因此要保证中老年时期有足够的营养进入体内。多选择营养丰富而又易于消化吸收的食物，如粥食和汤食。如果平时水果吃得少，可以将水果打成汁喝。

　　如果无法从食物中获取足够的营养，可以购买营养补充剂服用，适当补充身体的缺乏。但是服用营养补充剂要在专业营养师的指导下才能达到理想的效果。

　　其中，钙是人体中含量最高的矿物质，也是人体的骨骼和牙齿中的无机矿物盐中的主要成分，是人体必不可少的营养素。而中老年人骨钙的流失增加，对钙的吸收率却下降，严重缺钙会导致肌肉的收缩和神经传导不正常，比如肌无力、容易紧张、注意力不集中、失眠、健忘等。常见的补钙较好的食物有牛奶和奶制品、大豆和豆制品、绿叶蔬菜、海产品等，中老年人每天适当吃一些补钙的营养补充剂也很有必要。

79. 正确食用动物内脏

　　《玉枢微旨》说："春不食肺，夏不食肾，秋不食心，冬不食脾，四季不食肝。"

　　这种说法告诉我们，不要吃当季所克的动物脏器。那么对于中老年人来说，动物内脏到底该不该吃？应该怎么吃？

动物肝脏中虽然含有很多营养成分，但很多动物肝脏的作用是过滤机体毒物的，很容易聚积重金属、病毒、细菌等有害物质，没处理好就会残留各种毒素。肝脏是代谢器官，肾脏是排泄器官，是动物体内毒素最容易积聚的部位，而动物被饲养期间使用的激素等化学物质也会大部分集中在动物内脏中。如果要吃动物内脏，最好能把对身体的危害降到最低。

- 最好选用有机饲养、健康动物的内脏，自己或农家放养的动物最佳。
- 肺、肚、肠等动物内脏在食用前一定要清洗干净。
- 动物内脏烹饪时一定要煮熟煮透，长时间的高温高压可以将寄生虫、虫卵和病菌杀死，以保证食用安全。
- 动物内脏吃多了容易导致维生素 A 中毒，应该少次少量食用，中老年人每次吃三五口的量即可。
- 脂代谢紊乱、胆固醇高，以及高脂血症、动脉粥样硬化、冠心病及动脉粥样硬化引起的高血压患者等人群不适宜吃动物肝脏。

80. 中老年人喝奶粉好，还是鲜奶好

鲜奶是指脱离牛体24小时之内的牛奶，一般要低温保存，含有较多的乳糖，而中老年人的消化吸收功能下降，如果乳糖酶不足，则可能会出现腹胀、腹泻等症状。

而奶粉则是针对特定的人群的营养需求来配置各种营养成分的，可以补充鲜牛奶中某些营养素的不足，添加了这些维生素和矿物质之后，更有利于

中老年人的营养平衡。此外，奶粉中的乳糖含量大大减少，可以避免中老年人的乳糖不耐受问题。

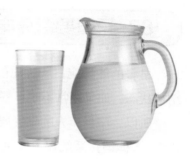

泡奶粉的时候可以用温水溶解奶粉，避免了对胃肠道产生冷的刺激。总的来说，符合中老年人群的奶粉比鲜奶更适合中老年人食用。

81. 饮食宜清淡

中老年人的饮食清淡，指的是低盐、低脂、低糖、低胆固醇和低刺激。

- 低盐，就是少食钠盐。食盐过多会诱发高血压病、上呼吸道感染等。

- 低脂，就是少食油脂。油脂摄入过多会增加肠胃负担，堵塞血管，可以导致肥胖、高脂血症、冠心病和某些癌症。

- 低糖，即少食游离糖。食糖过量也会影响人体健康。

- 低胆固醇。即少食含胆固醇高的动物食品。胆固醇过高会导致动脉硬化和心脑血管病等多种疾病。

- 低刺激，即少食辛辣食品。辣椒等辛辣刺激性调味料摄入过多容易导致血压升高、便秘等。

中老年人的消化功能减退，胃肠蠕动变缓慢，是便秘的高发群体，又容易患各种慢性病，所以饮食要尽量清淡，油、盐、糖、辣椒等调味料要尽量少放。在逢年过节时，或碰上爱吃的东西，切忌过食，否则容易加重消化系统的负担，可能诱发消化系统疾病。

82. 早餐要营养丰富

早餐的能量应占一天总能量的25%~30%，早餐关系到我们一个上午的精神状态，如果经常不吃早餐，还会抑制胆汁的分泌而造成胆结石。

所以，中老年人的早餐要吃得营养丰富。吃早餐的最佳时间在早上7点至9点，人体消化系统在夜间也会运化，到早晨才处于休息状态，至少需要2个小时才能恢复正常功能。如果过早进食早餐，机体的能量被转移用来消化食物，代谢物不能及时排除，可能诱发各种疾病。晚点吃早餐也没关系，总比不吃要强。

中老年人早餐应以软的食物为主。早上中老年人的胃肠蠕动缓慢，食欲不佳，进食油腻、煎炸、干硬及刺激性食物容易导致消化不良。可以吃一些馒头、豆包、玉米面窝头、牛奶、鸡蛋、豆浆等，以及富含维生素C的食物，如蔬菜、果汁等，以精力充沛。

83. 午餐应吃饱吃好

午餐有"承上启下"的作用，既要补充早餐后3~5个小时的能量消耗，又要为下午3~4个小时的生活做好必要的营养储备。如果午餐吃不好，下午3~5点就容易出现明显的低血糖反应，表现为头晕、嗜睡，甚至心慌、出虚汗等，严重的还会导致昏迷。因此，午餐应该吃好，还要吃饱。

午餐食物的选择大有学问，它所提供的能量应占全天总能量的35%，这些能量应来自足够的主食、适量的肉类、油脂和蔬菜。与早餐一样，午餐也不能吃得过于油腻。

84. 晚餐不宜吃得太晚

晚餐不能吃太晚，尤其是不能拖到睡前才吃。睡前才吃晚餐会影响食物的消化，入睡之后所有器官进入休息状态，如果消化系统还在拼命工作，容易出现胃炎、反流性食管炎等疾病，所以晚餐至少要在睡前两小时进食。

此外，晚餐也不要吃得过多、过饱，这样人体不容易消化，也会影响睡眠，而且多余的热量会合成脂肪在人体内贮存，易使人发胖。摄入的热量过多会引起血胆固醇增高，容易诱发多种老年性疾病，同时也会增加胃肠等消化系统的负担，对老年人的健康很不利。

晚餐以清淡、容易消化为原则，主食可以选择粥、面条等，另外搭配适量的蔬菜、肉类也是很有必要的。

85. 一日三餐巧安排

"若要身体安，三分饥和寒"。老年人每日唾液的分泌量以及胃液的分泌量比年轻时少，因而稍一吃多就会肚子胀、不消化。所以，老年人要吃多种食物，但每种食物的数量不宜过多，每餐七八分饱，且老年人应当食用质量高的食物。

三餐食物品种多一点，营养更丰富。一日三餐的饮食最好荤素兼顾、粗细搭配，品种越多越好，尽量做到每天主、副食品加起来不少于10样，这样每天摄入的营养成分更多。

一日三餐多吃蔬菜，对保护心血管和防癌也很有好处，老年人每天都应吃不少于400克的蔬菜。同时要少吃盐，每天食盐的摄入量应控制在5克左右。

86. 怎样喝水更养生

我们每天都要喝水，人体中水的含量约占65%，俗话说，人就是水做的。中医认为水能补阴、养阴，是滋阴生津的第一天然食材，并将喝水视为人的第一养生法。喝水看似是一件平常的事，但要把水喝对，却又不那么简单。

人体内水的含量应当维持在一个平衡的状态，才能保持健康，因此每天喝水的量必须与排出量相等。以成年人为例，一般成年男性每日排出的水总量为1900～2500毫升，人体内的内生水为300～400毫升。因此，成年人一天的喝水量应为1500~2200毫升。

如果是冬天，出汗少，可以相应减少一些，建议喝1200毫升。另外，还可以结合尿色深黄等信号来判断。正常的尿液颜色应该是淡黄色，如果颜色太深就应该补充水分，若颜色很浅就说明可能水喝多了。

一天当中有4个最佳喝水时段：早晨起床后喝一杯水，可起到通便、润肠的作用；午睡后易倦怠，在13：00～15：00之间喝一杯水（最好是绿茶），可起到防止犯困、降血脂的作用；晚饭前喝一杯水，可以清洗膀胱、排肾毒，还可预防胆结石、肾结石等疾病；晚上睡觉前1小时喝一杯水，可以养阴、防血稠。

其余时段可按需补充水分。但餐后不能立即大量喝水，建议餐后一个半小时之后再开始喝水，不然会稀释胃液，导致消化不良、泛酸。

87. 白开水是排毒养生首选

现在很多人喜欢喝奶茶、果茶、碳酸饮料等，反而喝不下白开水。

无论是碳酸饮料、能量饮料，还是果汁饮料、蔬菜汁饮料、含乳饮料、植物蛋白饮料、茶饮料、奶茶等，都或多或少含有一些糖分，有的甚至含量很高，尤其不适合患有糖尿病、肥胖症、高脂血症等慢性病的中老年人饮用。

碳酸饮料和果汁饮料中还含有磷酸，会影响到人体钙的吸收和代谢，导致人体缺钙。有些饮料则含有咖啡因，会使神经兴奋，睡前喝含咖啡因的饮料容易失眠。饮料里面一般都含有少量的防腐剂或色素，容易加重肝、肾的代谢负担。

所以，平时要少喝饮料，多喝白开水，偶尔饮饮茶，更具有抗病、抗癌的功效。同时，要少喝凉水，因为容易伤脾阳，建议多喝温水。

88. 咖啡与茶哪个利于养生

有的中老年人会说："知道白开水最好，但是我们平时是不是还可以多喝一些咖啡或茶水呢？"

咖啡和茶水是我们生活中的常见饮品，都具有提神和抗疲劳的作用，但是因为成分不同，作用有所不同。

咖啡是用经过烘焙的咖啡豆制作出来的饮料，咖啡豆含有较多的碳水化合物、蛋白质和脂肪，以及一定量的咖啡因和单宁等成分，有提神抗疲劳的功效。

茶分为绿茶、红茶和花茶等。茶叶中所含的成分将近500种，主要有咖啡碱、茶碱、可可碱、胆碱、黄嘌呤、黄酮类及苷类化合物、茶鞣质、儿茶素、多种维生素、多种氨基酸，还含有钙、磷、铁、碘、锰、钼、锌、硒、铜、锗、镁等多种矿物质。这些成分对人体是有益的，其中，锰能促进鲜茶中维生素C的形成，提高茶叶的抗癌效果。

咖啡和茶水虽有抗病作用，但咖啡中的咖啡因、单宁以及茶中的茶多酚、鞣酸等成分，又会抑制人体对铁、锌等矿物质的吸收，所以有利有弊，不宜多饮用，每天饮几杯茶更有利于中老年人抗病养生。

89. 切忌长期熬夜

中老年人体力不如年轻人，不宜常常熬夜，尤其不要熬到夜里11点之后，最好在晚上10点前就进入睡眠状态，才有利于健康。

熬夜的危害是多方面的，比如导致黑眼圈、视力下降、眼睛干涩；记忆力下降；皮肤变差，气色难看；免疫力下降；心情变糟，情绪难以控制。

熬夜是让身体在该休息的时候还在拼命工作，这对身体的消耗是很大

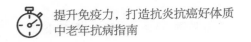
的。人进入睡眠状态后，基础代谢率会下降，对体内各种营养物质的消耗就大大下降。如果身体还在活动，则相对于入睡状态，身体的消耗更大。

如果因为工作不得不熬夜，那么白天要多吃点营养价值较高的食物以补充消耗，还要吃一些抗氧化物质清除体内的自由基。需要多补充的营养素有碳水化合物、蛋白质、磷脂，钙、镁、钾、硒，维生素A、B族维生素、维生素C、维生素E以及适量的植物油等。

90. 电子产品久用后要补充的营养

随着电子产品的普及应用，不光是电脑办公族需要长时间盯着电脑屏幕，现在很多中老年人也天天握着智能手机不停地刷视频、刷新闻、煲电视剧，手机不离手。

长时间看电子屏不但会降低视力，还会使眼睛疲劳，甚至充血，患上结膜炎等疾病。合适的营养可以大大减轻电子屏幕对眼睛的伤害，那么应该多吃一些什么食物呢？

维生素A和蛋白质是对眼睛的正常功能有直接影响的营养素，维生素A和蛋白质可结合成眼球里的感光物质视紫红质，只有充足的维生素A和蛋白质才能维持眼睛正常的功能，缺乏维生素A容易出现夜盲症。维生素B_2和锌、硒对眼部的健康也有重要影响，缺乏维生素B_2和锌、硒也容易出现眼部疾病。

所以，平时可以多吃蛋黄、动物肝脏、胡萝卜及其他深色蔬菜（如菠菜、南瓜）和深色水果，以及鱼、禽、肉、蛋、奶等。

91. 戒烟戒酒困难？那就多补营养吧

长期吸烟会大量消耗人体内的维生素C，造成维生素C缺乏。香烟中的各种有害物质进入人体之后会产生大量的自由基，对人体内的各种分子造成损伤。此时人体需要大量的抗氧化营养素来清除这些自由基，受损伤的分子也需要营养物质来修复。

所以，如果戒烟实在困难，那就多补充营养来降低危害。比如吸烟者需要补充足够的维生素A、维生素E、维生素C和矿物质硒，也可以增加具有强抗氧化性的植物活性成分的摄入量，如番茄红素和花青素等。而受损伤的分子修复需要适量的优质蛋白和必需脂肪酸、碳水化合物等。

过度饮酒对健康的危害不亚于吸烟。酒精主要通过肝脏来解毒，所以饮酒对肝脏的损害是最大的。肝脏里的各种生化反应需B族维生素构成的辅酶来参与；磷脂参与构成细胞膜，也可以运输肝脏中多余的脂肪；蛋白质是构成细胞的基本物质，肝细胞的各种代谢也离不开蛋白质；而维生素C具有促进蛋白质合成的作用；肝脏受损的过程中也会产生很多自由基，因此也需要补充硒、维生素A、维生素E等抗氧化物质来清除自由基。

所以，如果戒酒困难，那就通过补充食物中的磷脂、蛋白质、硒，以及维生素C、B族维生素、维生素A、维生素E等营养来修复受损的肝脏吧。

92. 适合夏季清热消暑的食材

夏季高温酷暑难耐，这个时候要避免吃寒凉、冰冻食物，可以适当吃一些清热消暑的食材。

- 苦瓜：苦瓜性凉味苦，含有较多的苦瓜皂苷，可刺激胰岛素释放，有非常明显的降血糖作用。苦瓜中维生素 B_1、维生素 C 和多种矿物质的含量都比较丰富，能调节血脂、提高机体免疫力，又有"植物胰岛素"的美称。

- 芹菜：芹菜性凉，却含有丰富的维生素和矿物质，能增强胃肠蠕动，有很好的通便作用，能帮助排除肠道中多余的脂肪，使体内胆固醇的含量显著下降，有效降血压。

- 黄瓜：黄瓜既可当蔬菜吃，又可当水果吃，清脆可口，含水量高达 97%，吃法多样，是夏季的"时令菜"。黄瓜还含有丙醇二酸，具有控制体重的功效，是减肥的食材之一。

- 丝瓜：丝瓜也常受老年人的青睐，属于"夏季清凉菜"，除清热解毒外，还具有通络、化瘀、散结之功效，非常适合中老年女性食用，常吃丝瓜可预防增生性乳腺病。

93. 滋养皮肤的好食材

生活中很多食材都有滋养皮肤的作用，比如：

- 番茄：番茄是蔬果两用的养生食物，不仅能扩张血管，增加血管的舒缓度，促进人体的新陈代谢，而且能减少皱纹，保持皮肤细嫩光滑。

- 黄瓜：黄瓜是天然的护肤保养食材，不仅可以保养皮肤，还可以做成黄瓜片敷在皮肤上当美白保湿的面膜使用。

- 牛奶：牛奶含有人体所需的所有氨基酸种类，而且氨基酸的比例与人体的氨基酸比例最为接近，非常有利于人体的消化吸收，适合皮肤细胞的保养。

- 三文鱼：三文鱼含有一种叫脂肪酸的元素，对促进皮肤的收缩和绷紧有很大的帮助。

- 坚果类食物：核桃、花生、芝麻等食物都含有一种抗氧化剂，可防止衰老，预防老年斑，有效减少皮肤色素的沉积，保持皮肤的弹性。

- 蜂蜜：有美白、抗衰老的作用，很多化妆品中含有蜂蜜的提取物，可以起到非常好的护肤效果。每天冲饮一些蜂蜜水能滋阴养颜。

- 蔬果汁：如果不爱吃水果，那么可以多喝鲜蔬果汁，其含有的多种维生素、矿物质有养颜排毒的作用。

94. 降血压血脂少不了磷脂

磷脂既是人体细胞的重要成分，也是人体内具有重要功能的物质。

磷脂可与蛋白质结合形成脂蛋白，并以这种脂蛋白构成细胞膜和细胞器膜等各种膜结构，维持细胞的正常功能；还与神经的兴奋性有关，可提高记忆力；是血浆脂蛋白的重要组成成分，参与血脂的运输，可以有效降血脂。

人体内的磷脂与胆固醇一样，大部分由肝脏合成，前提是食物中有足够的必需脂肪酸。当体内缺乏必需脂肪酸的时候，磷脂的合成也不够，容易出现高血脂和动脉硬化。

因此，我们可以从食物中补充一定量的磷脂，满足人体所需。蛋黄、鱼卵、豆类、动物脑部等都是磷脂含量较高的食物，但是除大豆和蛋黄外，其他食物中往往含有较高的胆固醇，因此高血脂、高血压等慢性病患者应当限制食用。

95. 少吃多餐有效降血糖

糖尿病患者的饮食养生可根据病人的具体情况，科学摄入营养素，保证食物结构的合理，以达到饮食管理的目标。

热量供给以维持理想体重为宜，三大营养素要配比合理：蛋白质占总热量的10%～15%，碳水化合物占总热量的55%～60%，脂肪占总热量的25%～30%。

食物供给提倡用粗粮代替精制粮，少吃高脂肪、油炸食品，食物中蛋白质的摄入量应结合肾功能情况。脂肪摄入要注意饱和脂肪酸与不饱和脂肪酸的比例及胆固醇的量，以减少心血管并发症的产生。要控制钠盐摄入量，以防高血压等。

正常摄入维生素、微量元素。如果因为热量摄入过低或饮食限制过于严格等造成缺乏时，可根据医生建议适当给予药物补充。

少食多餐，定时定量。大多数病人一日三餐即可，少数病人应结合病情需要考虑在上午、下午及睡前加餐。

96. 营养均衡轻松度过更年期

对于大部分中老年女性来说，更年期是绕不过去的坎儿，不仅容易患上各种妇科病，生活质量也会严重下降。但如果能提早注意营养补充，可以有效减轻更年期综合征带来的各种不适症状。

女性更年期出现各种不适的主要原因是卵巢功能退化，雌激素、孕激素及其他激素的分泌量都大大减少，相应地会出现停经、性欲减退、皮肤失去光泽、皱纹增多、动脉硬化、骨质疏松等症状。营养不良者，身体会提前衰老；营养均衡而充足，可以延缓衰老，减轻老化症状。那么要补充哪些营养呢？

- 锌具有双向调节内分泌的功能，能减缓各种激素的急剧变化。
- 充足的优质蛋白质和维生素C可以促进细胞的更新，减少皱纹。
- 充足的钙、维生素D、维生素K、维生素C可以延缓骨质疏松的发生。
- 蛋白质、锌、硒、维生素A、维生素E、维生素C等营养素可以预防风湿性关节炎。
- 蛋白质、铁、B族维生素、维生素A、维生素E、维生素C可预防贫血。
- 多补充膳食纤维和水，可预防便秘。

97. 适合中老年女性补气血的食材

气能推动血液运行，血可以运载气，气血是相互滋生依赖的关系，气虚则血少，血少则气虚。因此一般说气血不足，就是指既气虚，又血虚。女性如果气血不足，就会导致脏腑功能减退，身体代谢失调，形体失养、皮肤松弛，月经量少、延期或闭经，内分泌失调，从而出现早衰。

补气的药材和食材包括人参、西洋参、党参、太子参、山药、黄芪等。

补血的药材包括当归、桂圆、白芍、熟地黄、阿胶等。

补血的同时，结合补气药材和食材，会收到更好的效果。

- 人参：性平，味甘，归脾、肺、心经，能大补元气、复脉固脱、补脾益肺、生津止渴、安神益智，是补气圣药。主治劳伤虚损、食少、倦怠、惊悸、健忘、眩晕头痛、一切气血津液不足之症。
- 当归：性温，味甘、辛、苦，归肝、心、脾经，有补血活血、

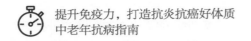

> 调经止痛、润燥滑肠的功效，是补血圣药。主治血虚诸证、月
> 经不调、经闭、痛经、虚寒腹痛、肌肤麻木、肠燥便难等。

98. 预防中老年男性病的营养素和食材

中老年男性虽然不会经历女性的更年期阶段，但是到了50岁之后，前列腺疾病的发病率却明显升高。

要预防前列腺疾病，中老年男性应当多补充蛋白质、必需脂肪酸、锌、维生素A、维生素E、番茄红素等营养素。

- 预防癌症要多补充蛋白质、硒及维生素 A、维生素 E、维生素 C 等营养素。
- 预防骨钙流失要注意补钙和维生素 C、维生素 D、维生素 K。
- 有抽烟喝酒习惯的中老年男性还要懂得养肝和护肝，可以多补充蛋白质、B 族维生素、磷脂、硒、维生素 A、维生素 E、维生素 C 等。
- 预防糖尿病还要注意补充铬元素。

俗话说"男人要多补肾，女人要多补肝"。精能化气，也能化血。随着年龄的增加，中老年男性肾精会逐渐减少，肾精不足就容易出现气虚和血虚，衰老得更加明显。那么该如何补肾呢？

食物有五味和五色之分，红、绿、黑、白、黄是"五色"，咸、甘、酸、辛、苦是"五味"。其中，五色中的黑色和五味中的咸味是入肾的。平时可以多吃一些黑米、黑豆、桑葚、黑芝麻、木耳、乌鸡等黑色食物，以及生蚝、牡蛎、海参、动物肾脏、海带、紫菜等咸味食物，此外还包括鹌鹑、枸杞子、山药、泥鳅、核桃等，这些食物均具有填肾精的作用。